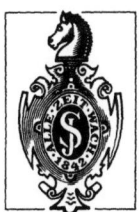

H. Hippius   D. Naber   E. Rüther   (Hrsg.)

Alte und neue Medikamente in der psychiatrischen Therapie

Mit Beiträgen von
H. Dilling   K. Ernst   W. Felber   F. J. Freisleder
G. Hajak   H. Hippius   E. Holsboer-Trachsler
F. Hohagen   W. Kinze   B. Kurella   D. Naber
E. Rüther   M. Schmauss   A. Warnke

Mit 21 Tabellen und 3 Abbildungen

Springer-Verlag
Berlin Heidelberg New York
London Paris Tokyo
Hong Kong Barcelona
Budapest

Herausgeber

Professor Dr. Hanns Hippius
Ludwig-Maximilians-Universität München
Psychiatrische Klinik und Poliklinik
Nußbaumstraße 7, 80336 München

Priv.-Doz. Dr. D. Naber
Ludwig-Maximilians-Universität München
Psychiatrische Klinik und Poliklinik
Nußbaumstraße 7, 80336 München

Professor Dr. Eckart Rüther
Georg-August-Universität Göttingen
Psychiatrische Klinik
von-Siebold-Straße 5, 37075 Göttingen

ISBN-13: 978-3-540-57027-1   e-ISBN-13: 978-3-642-78392-0
DOI: 10.1007/978-3-642-78392-0

Die Deutsche Bibliothek – CIP-Einheitsaufnahme
Alte und neue Medikamente in der psychiatrischen Therapie: mit 21 Tabellen /
H. Hippius ... (Hrsg.). Mit Beitr. von V. Beck ... – Berlin; Heidelberg; New York;
London; Paris; Tokyo; Hong Kong; Barcelona; Budapest: Springer, 1993
 ISBN 3-540-57027-6
NE: Hippius, Hanns [Hrsg.]; Beck, V. [Mitverf.]; Galenus GmbH
 (Mannheim): Forum Galenus Mannheim

Dieses Werk ist urheberrechtlich geschützt. Die dadurch begründeten Rechte, insbesondere die der Übersetzung, des Nachdrucks, des Vortrags, der Entnahme von Abbildungen und Tabellen, der Funksendung, der Mikroverfilmung oder der Vervielfältigung auf anderen Wegen und der Speicherung in Datenverarbeitungsanlagen, bleiben, auch bei nur auszugsweiser Verwertung, vorbehalten. Eine Vervielfältigung dieses Werkes oder von Teilen dieses Werkes ist auch im Einzelfall nur in den Grenzen der gesetzlichen Bestimmungen des Urheberrechtsgesetzes der Bundesrepublik Deutschland vom 9. September 1965 in der jeweils geltenden Fassung zulässig. Sie ist grundsätzlich vergütungspflichtig. Zuwiderhandlungen unterliegen den Strafbestimmungen des Urheberrechtsgesetzes.

© Springer-Verlag Berlin Heidelberg 1993
 Printed in Germany

Die Wiedergabe von Gebrauchsnamen, Handelsnamen, Warenbezeichnungen usw. in diesem Werk berechtigt auch ohne besondere Kennzeichnung nicht zu der Annahme, daß solche Namen im Sinne der Warenzeichen- und Markenschutz-Gesetzgebung als frei zu betrachten wären und daher von jedermann benutzt werden dürfen.

Produkthaftung: Für Angaben über Dosierungsanweisungen und Applikationsformen kann vom Verlag keine Gewähr übernommen werden. Derartige Angaben müssen vom jeweiligen Anwender im Einzelfall anhand anderer Literaturstellen auf ihre Richtigkeit überprüft werden.

Satz: Elsner & Behrens GmbH, Oftersheim

25/3145-5 4 3 2 1 0 – Gedruckt auf säurefreiem Papier

Vorwort

Ziel der 4. Gasteiger Gespräche war es, persönliche Therapiegewohnheiten erfahrener Fachärzte mit Psychopharmaka zu diskutieren. Aus dem Konsens sollten wiederum die bereits bekannten Merksätze für den Praktiker abgeleitet werden. Ein Schwerpunkt der Veranstaltung war die Gegenüberstellung der Wirksamkeit alter und neuer Medikamente. Hier galt es vor allen Dingen darzustellen, wo die langerprobten Antidepressiva hilfreich sind und wo evtl. die neuen Substanzen besondere Therapievorteile bieten. Es wurde besonders herausgearbeitet, an welchem Punkt der Allgemeinarzt bzw. der Internist bei der Anwendung der verschiedenen Substanzen bzw. bei der Behandlung bestimmter Stadien von psychiatrischen Erkrankungen einen Facharzt zu Rate ziehen sollte.
Außerdem wurde der Einsatzbereich von Antidepressiva und Neuroleptika bei Angst- und Panikerkrankungen erörtert. Diskussionspunkte waren auch die Probleme, die bei der Benutzung der Diagnostischen Manuals ICD 10 und DSM-III-R bei Allgemeinärzten und Internisten auftreten können. Hier weisen die Merksätze für die Praxis darauf hin, inwieweit durch eine gezielte Fragestellung eine Diagnose möglich ist. Die umfassende Exploration sollte dem Facharzt vorbehalten bleiben.
Auf großes Interesse stießen auch die Beiträge der Kinderpsychiatrie, die aufzeigten, daß die Wurzeln für psychiatrische Erkrankungen oft schon in der Kindheit liegen. Durch Psychotherapie und den verantwortungsvollen Einsatz von Psychopharmaka sind Prävention und Hilfe möglich. Der Einsatz von Psychopharmaka ist ein wichtiger Baustein in einem Gesamtkonzept. Die „Merksätze für die Praxis" geben hierzu kurze prägnante Empfehlungen.
In einem weiteren Block wurde zu dem Problem der Schlafstörungen Stellung genommen. In Deutschland leiden ca. 20–30% der Bevölkerung an Schlafstörungen. Etwa die Hälfte der Betroffenen ist schwer erkrankt, so daß sie behandelt werden müssen. Sowohl medikamentöse als auch nichtmedikamentöse Therapien wie Entspannungstraining oder eine richtige Schlafhygiene können erfolgreich eingesetzt werden. Das Problem der Schlafstörungen wird in den nächsten Jahren sicherlich noch an

Bedeutung zunehmen, so daß hierzu frühzeitig Empfehlungen und Therapiehilfen erarbeitet werden müssen.

Erstmals nahmen Ärzte aus den neuen Bundesländern an den Gesprächen am Gasteig teil. Mit Statements zur aktuellen Situation referierten sie ihre bzw. die Erfahrungen ihrer Kollegen und gaben Anregungen.

Die 4. Gasteiger Gespräche stellen eine Weiterführung der Therapieempfehlungen für den praktisch tätigen Arzt dar, wobei diesmal die Substanzen zur Behandlung von psychiatrischen Erkrankungen im Vordergrund standen.

München und Göttingen, H. Hippius
im Juli 1993 D. Naber
E. Rüther

Inhaltsverzeichnis

**Medikamentöse Therapieansätze
in der Kinder- und Jugendpsychiatrie**

Neuroleptika in der Kinder- und Jugendpsychiatrie 3
(F. J. Freisleder)
  Diskussion
  Merksätze für die Praxis

Psychopharmakologische Behandlung
bei Kindern mit hyperkinetischer Störung 14
(A. Warnke)
  Diskussion
  Merksätze für die Praxis

Medikamentöse Therapieansätze
in der Kinder- und Jugendpsychiatrie 24
(W. Kinze)
  Diskussion
  Merksätze für die Praxis

Therapie von Angstkrankheiten

Therapie von Angstkrankheiten 33
(Edith Holsboer-Trachsler)
  Diskussion
  Merksätze für die Praxis

Was sind Angsterkrankungen?
Statement zur aktuellen Situation 43
(K. Ernst)

Therapie der Zwangssyndrome

Medikamentöse Therapie der Zwangskrankheit 49
(D. Naber)
  Merksätze für die Praxis

Zwangsstörungen 57
(H. Dilling)
  Diskussion zu den Beiträgen von D. Naber und H. Dilling
  Merksätze für die Praxis

Behandlung von Depressionen

Aktuelle Aspekte zur Rückfallverhütung
depressiver Erkrankungen 67
(W. Felber)
  Merksätze für die Praxis

Antidepressiva in der Akutbehandlung
depressiver Syndrome 73
(M. Schmauss)
  Diskussion zu den Beiträgen von W. Felber und M. Schmauss
  Merksätze für die Praxis

Medikamentöse Therapie von Schlafstörungen

Medikamentöse Behandlung von Insomnien 95
(F. Hohagen)
  Merksätze für die Praxis

Bedeutung der Schlafmitteltherapie bei der Behandlung
der psychophysiologischen Insomnie –
ein Erfahrungsbericht 105
(Brigitte Kurella)
  Diskussion

Medikamentöse Therapie von Schlafstörungen 110
(G. Hajak)
  Diskussion zu den Beiträgen von F. Hohagen und G. Hajak
  Merksätze für die Praxis

Verzeichnis der Anschriften

Dr. V. Beck
Boehringer Mannheim
Sandhofer Str. 116, 68305 Mannheim

Prof. Dr. H. Dilling
Med. Hochschule Lübeck, Klinik für Psychiatrie
Ratzeburger Allee 160, 23562 Lübeck

Prof. Dr. K. Ernst
Universität Rostock
Medizinische Fakultät Nerven- und Poliklinik
Gehlsheimer Str. 20, 18147 Rostock

Prof. Dr. W. Felber
Klinik und Poliklinik für Psychiatrie – Medizinische Akademie
Fetscherstr. 74, 01307 Dresden

Dr. F. J. Freisleder
Heckscher Klinik
Heckscher Str. 4, 80804 München

Dr. G. Hajak
Psychiatrische Klinik der Universität Göttingen
von-Siebold-Str. 5, 37075 Göttingen

Prof. Dr. H. Hippius
Psychiatrische Klinik und Poliklinik der Universität München
Nußbaumstr. 7, 80336 München

Dr. Edith Holsboer-Trachsler
Psychiatrische Klinik der Universität Basel
Wilhelm-Klein-Str. 27, CH-4025 Basel

Dr. F. Hohagen
Psychiatrische Universitätsklinik Freiburg
Hauptstr. 5, 79104 Freiburg

Dr. habil. W. Kinze
Klinik für Kinder- und Jugendpsychiatrie
Luckauer Str. 17, 15907 Lübben

Dr. Brigitte Kurella
Zentralklinik für Psychiatrie und Neurologie
Brebacherweg 15, 12683 Berlin

Priv.-Doz. Dr. D. Naber
Psychiatrische Klinik und Poliklinik der Universität München
Nußbaumstr. 7, 80336 München

Prof. Dr. E. Rüther
Psychiatrische Klinik der Universität Göttingen
von-Siebold-Str. 5, 37075 Göttingen

Priv.-Doz. Dr. M. Schmauss
Bezirkskrankenhaus Augsburg
Dr.-Mack-Str. 1, 86156 Augsburg

Prof. Dr. A. Warnke
Klinik und Poliklinik für Kinder- und Jugendpsychiatrie
der Universität Würzburg
Füchsleinstr. 15, 97080 Würzburg

Medikamentöse Therapieansätze
in der Kinder- und Jugendpsychiatrie

Neuroleptika in der Kinder- und Jugendpsychiatrie

F. J. Freisleder

Kaum ein Thema innerhalb der Psychiatrie wird – in Abhängigkeit von Zeitströmungen und nicht nur in der breiten Öffentlichkeit – ähnlich kontrovers und dabei oft affektbelastet diskutiert wie die Behandlung mit psychoaktiven Medikamenten. Ganz unabhängig von der Qualität der in diesem Zusammenhang hervorgebrachten Argumenten ist es nicht überraschend, wenn sich in der Diskussion über die Verwendung von Psychopharmaka gerade das Kindes- und Jugendalter als besonders sensibel erweist. Dafür gibt es sicherlich mehrere Gründe. Nur zwei von ihnen sollen hier exemplarisch herausgestellt werden.

1. Die noch relativ junge Fachdisziplin Kinder- und Jugendpsychiatrie ist im Vergleich zur eher an somatisch-biologischen Konzepten orientierten Erwachsenenpsychiatrie viel stärker in nichtmedizinischen Fächern wie Heilpädagogik und Tiefen- und Sozialpsychologie verwurzelt. Bis zum heutigen Tag resultiert daraus bei vielen Fachvertretern – zumindest tendenziell – ein etwas anderes Verständnis im Hinblick auf Genese und Therapie psychischer Erkrankungen – mit der Konsequenz einer gelegentlich fast schon reflexhaften Überbewertung von erlebnisreaktiven Entstehungsfaktoren von gestörtem Erleben und Verhalten. Diese Einstellung wiederum bedingt bei nicht wenigen, die mit psychisch kranken Kindern professionell befaßt sind, a priori eine Favorisierung von psychologischen Behandlungsansätzen und eine ablehnende Skepsis gegenüber medikamentösen Therapieverfahren.

2. Obwohl bereits vor knapp 60 Jahren – also in den Anfängen der Kinder- und Jugendpsychiatrie – nach der Entdeckung der Amphetamine ein effizientes medikamentöses Behandlungsprinzip des Hyperkinetischen Syndroms entwickelt werden konnte, geriet diese Therapieform – gewiß nicht vollkommen unbegründet – sehr in Verruf, als in den 70er Jahren in einer bestimmten Region der USA zeitweise knapp ein Viertel aller Schulkinder wegen Schulschwierigkeiten mit Stimulanzien behandelt wurden.

Vor diesem nur kursorisch skizzierten geschichtlichen Hintergrund wird es vielleicht verständlich, daß bis in die Gegenwart hinein nicht nur in Laienkreisen einige Vorurteile existieren: Etwa einerseits die Vorstellung, daß der Gebrauch von Psychopharmaka im Jugendalter völlig entbehrlich sei oder andererseits z. B. die inzwischen übrigens durch fundierte verbrauchsepidemiologische Studien für Deutschland längst widerlegte Behauptung, daß die Verschreibungshäufigkeit von Psychopharmaka bei Kindern und Jugendlichen besonders hoch sei. Für die Kinder- und Jugendpsychiatrie trifft vielmehr das Gegenteil zu. Denn während von den Pädiatern und Allgemeinärzten

Kindern relativ häufig auch psychotrop wirkende Substanzen – etwa Benzodiazepine zur Kupierung alterstypischer Anfallsleiden oder Promethazin zur Behandlung von Schlafstörungen bzw. allergisch-atopischen Krankheiten – verordnet werden, spielt die Psychopharmakotherapie im engeren Sinn im Spektrum der kinder- und jugendpsychiatrischen Therapiemethoden nur eine untergeordnete Rolle.
Neuroleptika sind in der Kinderheilkunde und in der Jugendpsychiatrie schon seit ihrer Entdeckung in den 50er Jahren im Gebrauch. Bei unterschiedlichen psychiatrischen Indikationen werden im Entwicklungsalter die bekannten Neuroleptika, also vor allem die Butyrophenone, die Phenothiazine und die Benzamide eingesetzt, deren wesentlicher zentraler Wirkmechanismus die Blockade der mesolimbischen dopaminergen D-2-Rezeptoren ist. Auch wenn es beim kindlichen bzw. jugendlichen Organismus im Vergleich zum Erwachsenenalter pharmakokinetische Unterschiede zu geben scheint und ebenso Entwicklungsspezifika des Zentralnervensystems berücksichtigt werden müssen, sind die grundsätzlichen Übereinstimmungen in den klinischen Wirkungen bei Kindern, Jugendlichen und Erwachsenen jedoch ziemlich groß.
Die in der Allgemeinpsychiatrie tätigen Kollegen wird es deshalb vielleicht verwundern, daß noch vor kurzem in einem angesehenen jugendpsychiatrischen Diskussionsforum über Therapieprobleme sogar renommierte Stimmen laut wurden, die davon überzeugt waren, bei der Behandlung jugendlicher Schizophrener auf Neuroleptika weitestgehend verzichten zu können. Dabei hat sich der neuroleptische Therapieansatz auch in unserem Fachgebiet nicht nur aus empirischer Sicht, sondern auch in vielen wissenschaftlichen Untersuchungen eindeutig bewährt. Er ist nicht mehr – und keineswegs nur im Hinblick auf die psychotischen Erkrankungen – aus dem zur Verfügung stehenden Behandlungsrepertoire wegzudenken.

Tabelle 1 soll nach praktisch-klinischen Gesichtspunkten demonstrieren, bei welchen kinder- und jugendpsychiatrischen Störungen Neuroleptika indiziert sein können:
Wie in der Erwachsenenpsychiatrie sind auch in unserem Fachgebiet die endogenen Psychosen das Hauptindikationsfeld für die Neuroleptika. Denn schon in der mittleren Adoleszenz kommt es zu einem ersten Häufigkeitsgipfel der schizophrenen Ersterkrankungen und auch die immerhin zu knapp einem Fünftel bereits vor dem 20. Lebensjahr auftretenden Zyklothymien können sich – wenn auch eher selten – erstmals als Manie manifestieren und deshalb eine medikamentöse Dämpfung notwendig machen.
Weiter ist bei akuten exogenen Reaktionstypen, beispielsweise im Rahmen eines entzündlichen ZNS-Prozesses oder

Tabelle 1. Indikationen für Neuroleptika in der Kinder- und Jugendpsychiatrie

Endogene Psychosen
- Schizophrenie
- schizoaffektive Psychose
- Manie

Exogene Psychosen
- z. B. im Rahmen einer Enzephalitis
- z. B. Erregungszustände bei Drogenintoxikation

Tic-Erkrankungen
- z. B. Tic de Gilles de la Tourette

Schwere Zwangssyndrome

Ausgeprägte Angstsyndrome

Anorexie mit agitierter Färbung

Autistische Syndrome

Unspezifische Verhaltensstörungen
- Geistige Behinderung mit Antriebssteigerung
- Stottern
- Sozialverhaltensstörung mit Impulsivität und Aggressivität
- „Borderline"-Störungen

einer Drogenintoxikation sowie – ausnahmsweise – bei schweren, aggressiv-impulshaften Erregungszuständen von dissozialen Jugendlichen ein Neuroleptikum angezeigt. Auch Jugendliche mit ausgeprägten Zwangs- und Angstsyndromen oder deutlich antriebsgesteigerte Anorexie-Patientinnen sprechen gelegentlich gut auf Neuroleptika an. Besonders jugendtypisch und gar nicht so selten auftretend sind Tics einfacher oder komplexerer Art bis hin zum Vollbild eines Gilles de la Tourette-Syndroms mit muskulären und vokalen Tic-Erscheinungen. Sie lassen sich mit Neuroleptika oft gut kupieren. Während kindliche Schlafstörungen oder spezielle Sprechstörungen wie das Stottern nur im Ausnahmefall und dann lediglich vorübergehend mit einem milden Neuroleptikum behandelt werden sollten, hat diese Substanzgruppe im Geistigbehinderten-Bereich, oft auch als Langzeit-Therapieform, eine besonders wichtige Funktion, die meistens unterschätzt wird. Intellektuell behinderte erethische Kinder und Jugendliche, die wegen aggressiven Verhaltens mit Stereotypien und Automutilation schon grundsätzlich nur in Heimeinrichtungen betreubar sind, werden oft erst unter Neurolepsie gruppenfähig und für andere pädagogische oder z. B. verhaltenstherapeutische Maßnahmen zugänglich. Als Neuroleptikaindikationen erwähnenswert sind an dieser Stelle auch durch soziale Überforderung bedingte passagere reaktiv-psychotische Zustände und die sog. Pfropf-Schizophrenien von Schwachsinnigen. Motorische Unruhe, Affektdurchbrüche und Erregung autistischer Kinder können schließlich ebenfalls Zielsymptome einer Neuroleptikabehandlung sein.

Bevor auf einige Besonderheiten im Zusammenhang mit einer Neuroleptikatherapie bei unseren Patienten etwas näher eingegangen wird, sollen diejenigen Neuroleptika aufgeführt werden, die in der Kinder- und Jugendpsychiatrie eine besondere Bedeutung haben (Tabellen 2, 3). Es liegt auf der Hand, daß in erster Linie solche Substanzen zum Einsatz kommen, über die im Erwachsenenbereich genü-

Tabelle 2. Neuroleptika, die in der Kinder- und Jugendpsychiatrie häufiger verordnet werden

Substanz	Hauptindikationsgebiete
Haloperidol:	– akute schizophrene und manische Psychosen, insbesondere paranoid-halluzinatorische Syndrome
	– Erregungszustände bei symptomatischen Psychosen
	seltener:
	– schwere Tic- und Zwangssyndrome
Perazin:	– „mildere", evtl. bereits chronifizierte schizophrene Symptomatik
	seltener:
	– besondere Persönlichkeitsstörungen, wie z. B. „Borderline"-Störungen
	– unspezifische „psychoseverdächtige" schizophrene Prodromalsymptomatik
Thioridazin:	– schizophrene Symptomatik leichter ausgeprägt mit ängstlicher bzw. depressiver Tönung
	– kindliche Schizophrenie
	seltener:
	– agitierte Anorexie
Levomepromazin	– endogen-psychotische Erregungszustände
	– Zusatzmedikation bei agitierten schizophrenen Störungen
Pipamperon:	– chronisch-agitierte und hyperkinetische Zustandsbilder mit Aggressivität und Impulskontrollschwäche im Rahmen organischer Psychosyndrome, insbesondere bei Geistigbehinderten
Clozapin:	– schizophrene Störungen mit Therapieresistenz bzw. intolerablem EPMS unter konventioneller Neurolepsie

Tabelle 3. Neuroleptika, die in der Kinder- und Jugendpsychiatrie seltener verordnet werden

Stubstanz	Hauptindikationsgebiete
Pimozid:	– schizophrene Störungen, z. B. bei Unverträglichkeit von Haloperidol und Perazin – Tic-Syndrome – schwere Zwangsyndrome evtl. in Kombination mit Clomipramin
Sulpirid:	– chronisch-schizophrene Störungen mit vorherrschender Minus-Symptomatik – besondere Persönlichkeitsstörungen, v. a. mit depressiver Komponente
Tiaprid:	– Tic-Syndrome
Promethazin:	– Adjuvans zur Dämpfung bei Psychosen – Schlafstörungen
Benperidol:	– stark ausgeprägte schizophrene Symptomatik mit Erregtheit
Fluspirilen:	– Langzeitbehandlung bei Schizophrenie
Flupentixol:	– Langzeitbehandlung bei Schizophrenie

gend Erfahrung gesammelt werden konnte. Ein besonderes Manko der Kinder- und Jugendpsychiatrie ist es, daß in Deutschland bisher nur vereinzelt und dann meistens mit geringen Fallzahlen klinische Prüfungen von Neuroleptika an Minderjährigen durchgeführt wurden. Im klinischen Alltag wird man sich auf eher wenige Präparate beschränken, die sich speziell bei Kindern und Jugendlichen bewährt haben und nur im Sonderfall – entsprechend den persönlichen Erfahrungen – auf andere Substanzen zurückgreifen.

In den Tabellen 2 und 3 sind die Neuroleptika aufgeführt, die zur pharmakologischen Behandlungspalette unserer Klinik gehören. Andere Substanzen werden nur ausnahmsweise verordnet:

Auch in der Kinder- und Jugendpsychiatrie ist das wichtigste und wahrscheinlich am häufigsten verordnete Neuroleptikum das Haloperidol. Es ist sicherlich das Mittel der ersten Wahl bei akuten schizophrenen und manischen Psychosen, vor allem, wenn eine paranoid-halluzinatorische Symptomatik psychopathologisch im Vordergrund steht. Erregungszustände bei symptomatischen Psychosen und schwere Tic- und Zwangssyndrome sind weitere Anwendungsgebiete.

Das im Hinblick auf extrapyramidale Beeinträchtigungen nebenwirkungsärmere Perazin hat sich im Jugendalter bei milderer, eventuell bereits chronifizierter schizophrener Symptomatik bewährt. Gelegentlich hat sein Einsatz – zumindest versuchsweise – ebenso auch bei besonderen Persönlichkeitsstörungen, etwa mit Borderline-Charakteristika, oder bei einer in der Adoleszenz manchmal imponierenden unspezifischen und dabei sog. „psychoseverdächtigen" schizophrenen Vorpostensymptomatik eine Berechtigung. Ähnliches gilt auch für Thioridazin, das wir bei leichterer schizophrener Symptomatik, vor allem mit ängstlicher oder depressiver Tönung, gerne verordnen. Auch bei den sehr seltenen kindlichen Schizophrenien des Vorschul- bzw. des frühen Schulalters haben wir mit diesem Medikament gute Erfahrungen gemacht. Während Levomepromazin in erster Linie den endogen-psychotischen Erregungszuständen und als Zusatzmedikation bei agitierten schizophrenen Zustandsbildern vorbehalten ist, hat Pipamperon im Kindes- und Jugendalter bei chronisch-agitierten und hyperkinetischen Syndromen im Rahmen organischer Psychosyndrome, vor allem bei Geistigbehinderten, das beste Wirkungsprofil.

Clozapin schließlich wird in unserer Klinik bei juveniler Schizophrenie in den letzten Jahren immer häufiger dann verabreicht, wenn trotz ausreichend langer Gabe von zwei konventionellen Neuroleptika weitgehende Symptomresistenz besteht oder deren extrapyramidalmotorische Begleiteffekte intolerabel erscheinen.

Die folgenden Substanzen werden in unserem Haus eher weniger häufig verwendet (Tabelle 3), sie haben aber auch in der Kinder- und Jugendpsychiatrie ein Indikationsspektrum: Das wohl etwas schwächer antipsychotisch wirksame, aber oft besser als Haloperidol verträgliche Pimozid wird als Mittel der zweiten Wahl bei schizophrenen Syndromen und gelegentlich z. B. auch bei problematischen anankastischen Zustandsbildern, evtl. in Kombination mit Clomipramin, gegeben. Das gut verträgliche atypische Neuroleptikum Sulpirid hat seinen Stellenwert bei den manchmal schon in der Adoleszenz bestehenden blanden chronisch-schizophrenen Bildern mit vorherrschender Minussymptomatik wie Antriebsmangel und Depressivität.

Nur in Einzelfällen ist im Jugendalter bei stark ausgeprägter schizophrener Erregung Benperidol erforderlich. Promethazin wird gerne als dämpfendes Adjuvans, beispielsweise neben Clozapin, eingesetzt. Bei den Depot-Neuroleptika, die in der Regel erst älteren Jugendlichen nach mehreren psychotischen Episoden verabreicht werden, beschränken wir uns auf Fluspirilen und Flupentixol.

Abschließend sei auf das für das Kindes- und Jugendalter bedeutsame Benzamid Tiaprid verwiesen, dem zwar typisch neuroleptische Eigenschaften fehlen. Auf Grund seines spezifischen antidyskinetischen Effekts ist es jedoch in unserem Fach das Mittel der ersten Wahl bei klinisch relevanten Tics; beim Vollbild eines Tourette-Syndroms ist es aber meistens nicht effizient genug.

Welche Besonderheiten sind bei der Verschreibung von Neuroleptika im Kindes- und Jugendalter zu beachten? Die weitverbreitete Annahme, daß bei jugendlichen Patienten Neuroleptika nach dem Motto „Beim Kind nur die Hälfte" lediglich in kleiner Dosierung verordnet werden sollten, ist sicherlich falsch. Trotzdem ist beim Jugendlichen in Abhängigkeit von seinem psychiatrischen Störungsbild eine eher vorsichtige und individuell abgestimmte Aufdosierung zu beachten. Hält man sich das potentielle Nebenwirkungsspektrum dieser Substanzgruppe vor Augen, werden diese Mittel von Jugendlichen – bei Einhaltung aller Kontrollmaßnahmen – überraschend gut vertragen. Nach klinischer Erfahrung sind die Patienten unseres Altersbereiches allerdings mehr noch als Erwachsene gefährdet, in der Initialphase einer Neuroleptikatherapie mit nicht nur ausnahmsweise heftigen Frühdyskinesien, vor allem mit Zungen-Schlund-Syndromen, begleitenden Schluck- und Atembeschwerden und Blickkrämpfen zu reagieren. Hochpotente Präparate, eine zu hohe Anfangsdosis und rasche Dosissteigerung einerseits und – bei jugendlichen Schizophrenen häufiger eruierbare – leichtere hirnorganische Auffälligkeiten andererseits begünstigen offensichtlich ihr Auftreten.

Frühdyskinesien und ein sich schnell entwickelndes Parkinsonoid werden gerade vom durch paranoid-halluzinatorisches Erleben ohnehin beeinträchtigten psychotischen Jugendlichen meistens als beängstigend und sehr quälend empfunden. Auch die schon allein durch die Grunderkrankung ihres Kindes massiv verunsicherten Patienteneltern reagieren auf derartige medikamentöse Begleiteffekte mit zusätzlicher Irritation und nehmen dann oft gegenüber der Pharmakotherapie eine ablehnende Haltung ein. Falls in solchen Fällen eine behutsame Aufklärung und rechtzeitige Beigabe anticholinerger Medikamente, wie z. B. Biperiden, unterlassen werden, können die Chancen für eine gute Compliance rasch sinken.

Am Rande erwähnt sei hier noch das Problem der Spätdyskinesien. Werden derartige Bewegungsstörungen bei unserem Patientengut auch nur äußerst selten beobachtet, so ist dabei zu bedenken, daß der Jugendpsychiater nur kurze Behandlungs- und Katamnesezeiträume überblickt und fundierte Daten über das Auftreten von Spätdyskinesien bei schon im Kindes- und Jugendalter mit Neuroleptika anbehandelten Patienten bisher noch nicht vorliegen.

Wenn sich nun am Ende dieses kurzen Überblicks die Frage nach neueren Entwicklungen auf dem Feld neuroleptischer Behandlungsmöglichkeiten in der Kinder- und Jugendpsychiatrie stellt, dann ist in erster Linie das hier schon erwähnte Clozapin hervorzuheben. Ohne Zweifel gibt es bis heute auf dem Neuroleptikasektor keine weitere so wirksame Substanz, deren Verordnung auch und gerade von psychotisch erkrankten Jugendlichen und ebenso von deren Angehörigen so gut akzeptiert und toleriert wird.

In einer retrospektiven Studie untersuchten wir die Therapieverläufe von 48 schizophren erkrankten Jugendlichen mit einem Durchschnittsalter von 16,9 Jahren, die an unserer Klinik mit Clozapin behandelt wurden. Bei mehr als der Hälfte von ihnen lag eine Erstmanifestation der Psychose vor. Alle waren mit zumindest einem, die Mehrzahl mit zwei oder mehreren gängigen Neuroleptika in ausreichender Dosierung vorbehandelt. Überwiegende Symptomresistenz lag in 12 Fällen, ein ausgeprägtes EPMS in 6 Fällen vor. Bei 30 Patienten war eine Kombination von beiden Faktoren Anlaß für eine Umstellung auf Clozapin. Der von uns überschaute durchschnittliche Behandlungszeitraum betrug 13 Monate. Die mittlere stationäre Dosierung von Clozapin lag bei 325 mg/die.

Vierzig der 48 ursprünglich schwer beeinträchtigten psychotischen Jugendlichen besserten sich unter Clozapin in psychopathologischer Hinsicht deutlich. Die extrapyramidalmotorischen Störungen waren spätestens 14 Tage nach der erfolgten Umstellung weitgehend zurückgebildet. Vier Jugendliche zeigten keine wesentliche psychische Besserung, bei weiteren 4 Patienten wurde Clozapin abgesetzt: in einem Fall wegen eines relativ raschen Leukozytenabfalls auf einen Wert um 3000/mm^3. Ein anderer Jugendlicher zeigte einen kontinuierlichen Anstieg von GPT und GOT. Bei einem weiteren Jugendlichen mit den gleichen Enzymphänomenen stellte sich erst nach dem Absetzen heraus, daß bei ihm eine Lebervorschädigung bestanden hatte. Bei einem vierten Patienten wurde unter Clozapin in Kontroll-EEGs eine zunehmend gesteigerte zerebrale Anfallsbereitschaft registriert, bis schließlich ein erstmalig aufgetretener Grand-mal-Anfall zum Absetzen des Präparates führte. Die darüber hinaus von uns beobachteten unerwünschten Begleitwirkungen unterschieden sich in ihrer klinischen Relevanz nicht wesentlich von denjenigen klassischer Neuroleptika. Die aus der Allgemeinpsychiatrie schon länger bekannten günstigen Therapieresultate von Clozapin konnten mit unserer Untersuchung demnach auch für die Gruppe jugendlicher Schizophrener voll bestätigt werden (Tabellen 4, 5).

Wenn auch im Jugendlichenbereich bisher nur Behandlungserfahrungen mit geringen Patientenfallzahlen gemacht werden konnten, scheinen erst seit kurzem zur Verfügung stehende Präparate wie Zotepin, Methylphenidat oder Ondansetron kaum echte Alternativen zu Clozapin zu sein, dessen Einsatz auch als Mittel der ersten Wahl gerade bei Jugendlichen auf Grund seiner hervorragenden Wirksamkeit und guten Verträglichkeit bei strenger Beachtung aller erforderlichen

Tabelle 4. Therapieerfahrungen mit Clozapin bei 48 schizophrenen Jugendlichen – I

Patientengut der Clozapin-Studie (n = 48)

Geschlecht m = 30, w = 18	
Alter bei Therapiebeginn: n = 16,9 Jahre	
Diagnose: Schizophrene Psychose (ICD Br.: 295)	48
Manifestationshäufigkeit:	
– Erstmanifestation	31
– Zweite oder wiederholte Manifestation	17
Vorbehandlung mit:	
– einem Neuroleptikum	5
– zwei bzw. mehreren Neuroleptika	43

Indikation für die Clozapin-Behandlung (n = 48)

Überwiegende Symptomresistenz:	12
Ausgeprägte extrapyramidalmotorische Störungen (EPMS) im Vordergrund:	6
Kombination von Symptomresistenz und schweren EPMS:	30

Tabelle 5. Therapieerfahrungen mit Clozapin bei 48 schizophrenen Jugendlichen – II

Clozapin-Dosierung unter stationären Rahmenbedingungen (n = 48)

Mittlere stationäre Dosierung: 325 mg/die

davon:	bis 200 mg/die:	7
	200–400 mg/die:	25
	400–600 mg/die:	14
	600–800 mg/die:	2

Dauer der Clozapin-Therapie (n = 48)

Durchschnittliche Behandlungsdauer: 13 Monate

davon:	bis 1 Monat:	4
	1– 3 Monate:	5
	3– 6 Monate:	6
	6–12 Monate:	13
	12–18 Monate:	9
	mehr als 18 Monate	11

Unerwünschte Wirkungen von Clozapin (n = 48)

Blutbildveränderungen (Leukozyten unter 4000/mm^3:	4
Leberenzymanstieg (SGOT, SGPT, Gamma-GT):	5
Erhebliche Tagessedierung:	6
Ausgeprägte orthostatische Dysregulation:	2
Deutliche Hypersalivation:	3
Febrile Temperaturen:	2
Tachykardie (Pulsfrequenz > 100/min):	17
Zerebraler Krampfanfall:	1
EEG-Auffälligkeiten:	
– Allgemeinveränderungen:	18
– Hypersynchrone Potentiale:	3
Fraglich allergische Reaktion:	1

Vorsichtsmaßnahmen meiner Meinung nach durchaus ernsthaft diskutiert werden sollte.
Trotz dieses therapeutischen Fortschrittes ist es auch für die Kinder- und Jugendpsychiatrie wünschenswert, daß in Zukunft an der Entwicklung weiterer, syndromspezifisch wirksamerer und gleichzeitig noch nebenwirkungsärmerer Neuroleptika gearbeitet wird. Dies ist nicht zuletzt deshalb von großer Bedeutung, damit die psychopharmakologische Behandlung vor allem der Schizophrenie des Jugendalters im Rahmen eines weitgefächerten Therapiekonzeptes den Stellenwert und die breite Akzeptanz erfährt, die für eine optimale Betreuung der betroffenen Patienten dringend erforderlich ist.

Diskussion

Rüther: Herr Freisleder, Sie haben am Anfang gesagt, es gibt keine Untersuchungen oder wenig Untersuchungen. Ich frage mich, wenn wir nun herausfinden wollen, welches dieser Präparate – es können ja nicht alle sein – ein Praktiker draußen nehmen soll, ein Allgemeinpraktiker bzw. Kinder- und Jugendspychiater oder ein Internist, oder wer auch immer behandelt, welche Neuroleptika dann empfohlen werden sollen?

Freisleder: Im Laufe der Jahre entwickelt sich eine Basiserfahrung. Ich denke die Präparate, die ich genannt habe, kann man – ich habe es doch auf wenige wichtige beschränkt – schon empfehlen. Vielleicht nicht jedes dem Allgemeinarzt in der Praxis, aber doch zumindest den niedergelassenen Kinder- und Jugendpsychiatern. Viele, gerade auch ältere Jugendliche, kommen auch zum Nervenarzt, mit schon früh chronifizierten Psychosen, Persönlichkeitsstörungen mit 17, 18 Jahren. Ich denke, daß man da diese Präparate empfehlen darf, auch wenn es diese Studien nicht oder noch nicht gibt. Ich meine, Clozapin spielt eine Sonderrolle. In der Praxis kann man es natürlich geben. Wir würden es immer nur in der Klinik einstellen, nie ambulant.

Warnke: Zum Clozapin: Da kann man sich inzwischen auf doch sehr einstimmige Erfahrungen berufen. Es ist ein repräsentativer Erfahrungswert, den Herr Freisleder für den Bereich der Kinder- und Jugendpsychiatrie vorgetragen hat. Ich möchte auch noch einmal den Wert des Clozapins unterstreichen und damit auch die Hoffnung, daß wir doch früher zu dieser Möglichkeit der Behandlung greifen können.

Kinze: Ich würde schon sagen, daß bei der Therapie von Psychosen im Kindes- und Jugendalter keine Allgemeinpraktiker das Mittel der ersten Wahl einsetzen sollten, sondern ich würde meinen, das sollte in der Hand von Fachärzten bleiben. Das ist einfach zu kompliziert. Die zweite Frage, ob wir uns zunehmend dazu entschließen können, gerade bei Jugendlichen mit Clozapin primär zu behandeln, das ist etwas, was wir untereinander diskutieren müssen. Wir haben bisher auch zunächst einmal Haloperidol genommen, und wenn das aus den angeführten Gründen nicht ging, dann sind wir auf Clozapin umgestiegen, einfach weil natürlich auch der ganze Nachbehandlungsprozeß viel komplizierter ist durch die ständigen Kontrollen, die man machen muß. Auf der anderen Seite schafft das natürlich auch eine relativ enge Bindung und eine gute Kontrolle, so daß man über diese somatischen Parameter auch die Compliance aufrechterhalten kann und damit eben auch alles, was an Rezidiven und an sozialen Problemen kommt, rechtzeitig zumindest anzugehen versuchen kann.

Naber: Es ist wohl etwas verfehlt, wenn Hausärzte mit diesen Medikamenten behandeln. Aber ich glaube, daß es ganz wichtig ist, daß die Hausärzte trotzdem etwas davon erfahren und Bescheid wissen, denn sie werden ja gefragt. Der Hausarzt hat manchmal vielleicht mehr Zeit, die Eltern aufzuklären und zu informieren, als der Spezialist. Meine Frage ist: Wie viele der jugendlichen Patienten, die Neuroleptika, z. B. Clozapin, bekommen, werden das noch langfristig erhalten? Bei uns in der Erwachsenenpsychiatrie würde ich schon schätzen, daß 70% oder 80% derjenigen, die es bekommen, es auch langfristig bekommen sollten. Tatsächlich ist diese Zahl natürlich leider geringer. Aber deswegen wäre es ganz wichtig, diese Zahl für die Kinder- und Jugendpsychiatrie zu erfahren. Ich kann mir schon vorstellen, daß Sie wegen der Gefahr der Spätdyskinesie, die ja nun leider noch ziemlich unklar ist, sich sinnigerweise sehr viel mehr Gedanken machen, ob es wirklich zu vertreten ist, jetzt langfristig Haloperidol oder andere Substanzen zu geben.

Freisleder: Also ich persönlich bin dafür, wenn die Diagnose einigermaßen klar ist, über 6 Monate als Minimum niedrig dosiert Neuroleptika zu geben, auch nach der ersten Manifestation. Andere machen es nicht so aus bekannten Gründen.

Hajak: Wir sehen ja häufiger bei niedergelassenen Kinder- und Jugendpsychiatern, daß die Auswahl des Neuroleptikums weniger über das Wirkprofil als über das Nebenwirkungsprofil geschieht. Man hat so häufig den Eindruck, daß bezüglich des Nebenwirkungsprofils eine sehr große Dosisunsicherheit bei den Niedergelassenen besteht. Gerade die von Ihnen als vielleicht etwas falsch abgetane Bemerkung „Halbe Dosis zum Anfang" ist genau das, was Niedergelassene sich eigentlich erhoffen. Die Empfehlung, langsam, einschleichend zu dosieren, ist etwas, womit sie bei den sehr großen Dosisbandbreiten, die bei Neuroleptika verwendet werden, wenig anfangen können. Ich denke, man muß doch irgendwann einmal Stellung beziehen: Wie machen wir es konkret mit der Dosis bei Kindern?

Freisleder: Ich habe übrigens nicht gesagt „Halbe Dosis zum Anfang", sondern „Für das Kind die halbe Dosis". Ich habe auch gesagt, es ist wichtig, langsam und vorsichtig und individuell abgestimmt zu dosieren. Oft unterscheidet sich der Dosisbereich nicht von Erwachsenen-Dosierungen. Wir geben auch 30–40 mg Haloperidol oder 500 mg Perazin. Aufpassen muß man initial wegen der wirklich heftigen Frühdyskinesien, wie man sie in der Häufigkeit bei Erwachsenen und auch in der Ausgestaltung nicht sieht. Das wirkt sehr bedrohlich. Am Anfang vorsichtig, aber die mittlere Dosis kann im Einzelfall genauso hoch sein wie bei einem Erwachsenen. Das gilt jetzt nicht für Kinder, fünf bis zehn Jahre alt. Aber so ab der Adoleszenz gilt das.

Warnke: Zur Frage des Behandlungbeginns – in der niedergelassenen Praxis oder stationär – muß man sagen, daß der Beginn einer psychotischen Erkrankung zunächst für den jugendlichen Patienten den Ausfall aus seiner schulischen oder beruflichen Laufbahn bedeutet. Außerdem ist auch die Familie irritiert und wir beobachten, daß das Krankheitsverständnis zunächst nahezu regelhaft überhaupt nicht vorliegt. Das bringt nun zusätzlich zu dem Nebenwirkungsproblem, das wir haben, ein großes Compliance-Problem, so daß man in wirklich sehr erfahrener Weise und in enger Kooperation mit der Familie die Medikation übernehmen muß. Das ist gerade in den schweren psychotischen Erkrankungsfällen doch ambulant nicht zu machen.

Holsboer: Wie sind ihre Richtlinien für eine medikamentöse Kombinationsbehandlung im Kindes- und Jugendalter bei chronischen schweren Psychosen? Bei chronischen schweren Psychosen im Erwachsenenalter kombinieren wir, vor allem, wenn sie vom Hebephrenie-Typ sind, häufig Lithium dazu oder auch Carbamazepin bei aggressiven Durchbrüchen. Wird das im Kindesalter auch gemacht? Wie ist es da mit der Nebenwirkungsrate? Gerade wenn das EEG noch nicht so stabil ist und Sie beispielsweise Clozapin gegeben haben, würden Sie dann wagen, Lithium dazuzugeben?

Freisleder: Wir machen es auch. Ich muß aber sagen, es sind wirklich Einzelfallerfahrungen. Wir sind gerade bei der Kombination mit Clozapin eher ängstlich und beschränken uns auf Clozapin und etwas Promethazin zur Dämpfung.

Warnke: Es liegen inzwischen Erfahrungsberichte aus mehreren kinder- und jugendpsychiatrischen Kliniken vor, z. B. aus Marburg, Mannheim, Würzburg,

München und Wien. In Einzelfällen werden nicht nur die bekannten EEG-Veränderungen unter Clozapin-Medikation beschrieben sondern auch von zerebralen Anfällen berichtet. Herr Freisleder, welche Behandlungsrichtlinien ergeben sich aus den EEG-Befunden bzw. bei einem zerebralen Anfall unter Clozapin-Medikation?

Freisleder: Der EEG-Befund und auch die gesteigerte Krampfbereitschaft ist für uns keine Indikation, sondern allenfalls ein Hinweis, mit der Dosis nicht mehr rauf-, sondern eventuell etwas runterzugehen und ein die Krampfschwelle nicht so stark senkendes Adjuvans zu geben.
Ich weiß aus anderen Häusern, daß beispielsweise bei einer gesteigerten generalisierten zentralen Erregbarkeit auch noch Valproat gegeben wird.

Ernst: Ich bin auch der Meinung, in der Kinder- und Jugendpsychiatrie vorsichtiger zu sein. Vor Lithium und Clozapin würde ich warnen, auch aus der Erwachsenenpsychiatrie heraus. Aber wenn Sie aggressives Potential haben, haben Sie doch durchaus andere Substanzen, z. B. die Antikonvulsiva Valproinsäure und insbesondere Carbamazepin haben noch ein gutes antiagressives Potential.

Hippius: Gibt es Erfahrungen, wie die Kombination Valproat plus Clozapin ein Risiko darstellt?

Freisleder: Diese Kombination wurde wirklich nur gegeben, um die Krampfbereitschaft zu dämpfen, und nicht, um eine aggressive Komponente zu behandeln. Aber da gab es nichts Besonderes, keine Komplikationen.

Hippius: Wir sollten uns noch einmal daran erinnern, was Sie eingangs gesagt haben, daß die Einstellung gegenüber den Neuroleptika ja im Kindes- und Jugendalter eine enorme Spielbreite hat. Dies führt dann zu einer „Underprescription" bis zur völligen Ablehnung.
Ein Konsensus ist wohl darüber, daß die Neuroleptika praktisch unentbehrlich sind, und daß sie sorgfältig gehandhabt werden sollten. Ferner wird die Erfahrung mitgegeben, daß ein in der Erwachsenenpsychiatrie noch sehr vorsichtig gehandhabtes Präparat jetzt für die Kinder- und Jugendpsychiatrie offensichtlich eine besondere Bedeutung hat. Aus diesen Gründen sollten im breiten Umfang wissenschaftliche Untersuchungen für die verschiedensten Aspekte forciert werden.

Merksätze für die Praxis

NEUROLEPTIKA IN DER KINDER- UND JUGENDPSYCHIATRIE

1. Hauptindikationsfeld für Neuroleptika sind endogene Psychosen oder akute exogene Reaktionstypen.

2. Gelegentlich sprechen Jugendliche mit ausgeprägten Zwangs- und Angstsyndromen oder deutlich antriebsgesteigerte Anorexie-Patienten auf Neuroleptika an.

3. Schlaf- oder Sprachstörungen sollten nur in Ausnahmefällen und lediglich vorübergehend mit schwachpotenten Neuroleptika behandelt werden.

4. Beim Jugendlichen ist in Abhängigkeit von seinem psychiatrischen Störungsbild eine eher vorsichtige und individuell abgestimmte Aufdosierung zu beachten.

5. Kontrollmaßnahmen, z. B. RR, Leberenzyme, EKG, EEG, müssen streng eingehalten werden.

6. Umfassende Aufklärung der Familie über evtl. auftretende Nebenwirkungen ist erforderlich um die Compliance sicherzustellen.

Psychopharmakologische Behandlung bei Kindern mit hyperkinetischer Störung

A. Warnke

Definition der hyperkinetischen Störung (ICD 10:F.90)

In den international gültigen Klassifikationssystemen ist das Symptombild unter den Begriffen „hyperkinetische Störung" (ICD 10 F.90) bzw. „Aufmerksamkeits-Hyperaktivitäts-Störung (DSM-III-R 314.01)) definiert. Im deutschen Sprachraum ist als Synonym der Begriff des hyperkinetischen Syndroms geläufig. Charakteristisch für die Entwicklungsstörung ist der Beginn im Vorschulalter. Sie betrifft etwa 3% der Kinder im Schulalter.

Die *Kardinalsymptome* sind:
- beeinträchtigte Aufmerksamkeit (erhöhte Ablenkbarkeit; geringe Ausdauer),
- motorische Überaktivität (weitgehend situationsunabhängige Ruhelosigkeit; Redseligkeit; Wackeln und Zappeln bei Ruhehaltung).

Die *Begleitmerkmale* stützen die Diagnose, ohne obligatorisch zu sein:
- Impulsivität (ein Handeln „ohne vorher zu überdenken"),
- Verlangen nach unmittelbarer Wunscherfüllung (geringe Frustrationstoleranz),
- leichte Erregbarkeit (z. B. übermäßig starke und anhaltende „Wutanfälle" bei geringsten Anlässen),
- Mißachtung sozialer Regeln („gehorcht nicht", „Spielverderber"),
- Distanzlosigkeit in sozialen Beziehungen,
- Unbekümmertheit in gefährlichen Situationen (häufige, wenn auch meist glimpfliche Unfälle),
- Schlafstörungen (z. B. spätes Einschlafen und frühes Aufwachen),
- Lernstörungen, Verzögerung der motorischen und sprachlichen Entwicklung.

Als sekundäre Komplikationen sind insbesondere eine mangelhafte Selbstwertentwicklung und Störungen des Sozialverhaltens prognostisch bedeutsam (Schmidt et al. 1991).

Ätiologie und Pathogenese

Die Ätiologie des bei Jungen mehrfach häufiger als bei Mädchen diagnostizierten Syndroms ist noch nicht eindeutig geklärt. Entsprechend der Heterogenität der Gruppe ist der Erklärungsansatz polyätiologisch. Ätiologische Annahmen sind:

- genetische Disposition (begründet durch Geschlechterverhältnisse, familiäre Häufung),
- erworbene Hirnfunktionsstörung (frühkindliche erworbene strukturelle oder funktionelle Hirnfunktionsstörung; toxische oder allergische zentralnervöse Reaktion),

- psychogene bzw. milieureaktive Entwicklungsstörung der Verhaltenssteuerung.

Unter pathogenetischem Gesichtspunkt sind im Zusammenhang mit der Psychopharmakotherapie der hyperkinetischen Störung die Annahmen zur Entwicklung verhaltenssteuernder Hirnfunktionen bedeutsam. Im Mittelpunkt des Interesses stehen dabei

- hirnelektrisch faßbare zerebrale Dysfunktionen,
- Hypothesen, die sich auf Störungen der Neurotransmitterregulation beziehen (z. B. Noradrenalin-, Dopaminhypothese) sowie
- die Annahme, daß es sich zumindest bei einer kleinen Subgruppe der Kinder mit hyperkinetischer Störung um eine zentralnervöse toxische oder allergische Unverträglichkeitsreaktion gegenüber Nahrungsmitteln handeln könne (Blank 1990).

Allgemeine Behandlungsgrundsätze

Die ärztliche Behandlung der hyperkinetischen Störung ergibt sich im einzelnen aus der individuellen Merkmalsausprägung, den Begleitstörungen und den Lebensumständen. Die grundlegenden therapeutischen Verfahren haben drei Ansätze:

- psychotherapeutische Behandlung und erzieherische Führung des Kindes (Elternberatung, verhaltenstherapeutische Verfahren, Heilpädagogik, lernorientierte Übungsbehandlung, Milieutherapie),
- psychopharmakologische Behandlung (Stimulanzien; Antidepressiva),
- diätetische Behandlung (oligoantigene Diät).

Psychopharmakotherapie bei Kindern mit hyperkinetischer Störung

Voraussetzungen der medikamentösen Behandlung

Bei der medikamentösen Behandlung der hyperkinetischen Störung kommt es in besonderem Maße darauf an, daß die Voraussetzungen zur Medikation beachtet werden:

- Die Pharmakotherapie ist stützender, nicht kurativer Teil der immer indizierten speziellen erzieherischen und psychotherapeutischen Führung des hyperkinetischen Kindes, der Beratung seiner Eltern und wesentlichen Bezugspersonen in Kindergarten und Schule. Prospektive Studien sprechen dafür, daß die wirksamste Behandlung durch die Kombination verhaltenstherapeutischer, heilpädagogischer, milieutherapeutischer und psychopharmakologischer Maßnahmen zu erreichen ist (Quaschner 1990; Warnke u. Remschmidt 1990; Schmidt et al. 1991; Döpfner u. Sattel 1991).
- Die Medikation setzt die Kooperation von Eltern *und* Kind voraus. Eine ausführliche Information der Eltern und des Kindes zur Verordnung muß gewährleistet sein. Insbesondere ist auf elterliche Fragen und Bedenken zu achten und zu antworten. Dies vor allem auch deshalb, weil das Medikament der 1. Wahl – Methylphenidat – den BTM-Verschreibungsvorschriften unterliegt.
- Eine regelmäßige Kontrolle der Medikation ist notwendig.

Die Information beinhaltet Angaben:

- zur Dosierung,
- zur Wirkung,

- zum Tempo des Wirkungseintritts,
- zur Dauer und Wirkung,
- zur voraussichtlichen Dauer der Medikation,
- zu den möglichen Entzugserscheinungen,
- zu Bestandteilen des Medikaments.

Die nachfolgende Darlegung der Stimulanzientherapie folgt diesen Gesichtspunkten.

Stimulanzien

Die hilfreiche Wirkung der Stimulanzien für die Entwicklung von Kindern mit hyperkinetischem Syndrom ist durch eine über vier Jahrzehnte reichende Medikationserfahrung sehr umfassend untersucht und belegt. *Methylphenidat* wird von den Stimulanzien am häufigsten verordnet. *D-L-Amphetamin* gibt es nicht als Fertigpräparat, es wird rezeptiert (z. B. D-L-Amphetamin Sulf-0.2, Acid Citr. 0.2, Sirup Simpl. 30 ml, Aqua Conserv. 70 ml; Martinius 1984). Methylphenidat und D-L-Amphetamin unterliegen den BTM-Verschreibungsvorschriften. Pemolin wird sehr selten verordnet (10% der Stimulanzien), dementsprechend ist das Erfahrungsspektrum für Pemolin in der Behandlung des hyperkinetischen Syndroms, relativ zu Methylphenidat, wesentlich geringer. Die *Dosierungsrichtlinien* sind in Tabelle 1, wesentliche *neurochemische Wirkungen* in Tabelle 2 zusammengefaßt.

Die *Wirksamkeit der Stimulanzien* zeigt sich klinisch in einer Verbesserung der Aufmerksamkeit und Verminderung der motorischen Unruhe. Unter der Medikation kann sich nachweislich die Eltern-Kind-Interaktion aufgrund der verbesserten erzieherischen Führbarkeit des Kindes entscheidend verbessern.

Die *Anfangsdosierung* liegt bei 5–10 mg/ Tag (½–1 Tabl./Tag: ½ Tabl. am Morgen,

Tabelle 1. Dosierung für Stimulanzien bei Schulkindern mit hyperkinetischem Syndrom. (Nach Martinius 1984; Schulz u. Remschmidt 1990)

	Dosis in mg/kg/KG	Anzahl der Einzelgaben	Tagesdosis (mg)
Methylphenidat	0.20–1.0	1–3	10–30
Dextroamphetamin	0.15–0.50	1–3	5–40
Pemolin	0.50–2.0	1	40–80

Tabelle 2. Neurochemische Wirkungen der Stimulanzien. (Nach Schulz u. Remschmidt 1990)

- Amphetamine bewirken eine „down regulation" (Affinitätsänderung) der Natrium-gekoppelten Adenylat Cyclase an der postsynaptischen Membran. Die Rezeptorempfindlichkeit wird also geringer
- Methylphenidat und Amphetamine bewirken eine Hemmung der Monoaminoxydase
- Methylphenidat und Amphetamine führen an der Synapse zu einer Wiederaufnahmehemmung der Catecholamine (Adrenalin, Dopamin, Noradrenalin) und des Serotonin
- Methylphenidat bewirkt eine vermehrte Freisetzung von Dopamin aus Reserpin-sensitiven Granula; Amphetamin führt zu einer vermehrten Dopaminfreisetzung aus dem neu-synthetisierten zytoplasmatischen Pool
- Amphetamin-Derivative bewirken eine Hemmung der Tryptophan-Hydroxylase. Tryptophan ist ein Schlüsselenzym für Serotoninsynthese
- Stimulanzien wirken direkt als Dopaminagonisten

½–1 h vor Schulbeginn). Bei Bedarf und wenn keine wesentlichen Nebenwirkungen aufgetreten sind, ab 4. Tag Steigerung um 5–10 mg/Tag (z. B. 1 Tabl. am Morgen, ½ Tabl. in der Schulpause gegen 10.00–11.00 h vormittags). Die Maximaldosis liegt bei 30 mg/Tag (in den USA ist

allerdings eine Maximaldosis bis 60 mg/Tag Lehrmeinung). Die 2. bzw. 3. Tagesdosis kann bei Bedarf vor den Hausaufgaben am frühen Nachmittag verabreicht werden.
Der *Wirkungseintritt* ist innerhalb der ersten Stunde nach Applikation zu beobachten, die *Wirkungsdauer* ist bis zu 4 Stunden anzunehmen. Bei etwa 30% der hyperkinetischen Kinder sind Stimulanzien ohne positive Wirkung. Die Medikation kann, wenn sie z. B. ausschließlich der Integration des Kindes in der Schule dient, an schulfreien Tagen (Feiertagen, Wochenenden und in den Ferien) abgesetzt werden. Für die *Dauer* der Medikation ist die klinische Symptomentwicklung ausschlaggebend. Im Jugendalter ist die Stimulanzienbehandlung relativ selten indiziert.
Als *unerwünschte Nebenwirkungen* sind insbesondere bei Beginn der Therapie und zu hoher Anfangsdosierung Appetitminderung, Kopfschmerzen und Einschlafstörungen sowie Bauchschmerzen und depressive Verstimmung zu beachten. Die seltene, aber dann gravierende psychotische Reaktion als Nebenwirkung bildet sich nach Absetzen der Medikation vollständig zurück. *Kontraindikation* der Medikation ist eine bereits bestehende oder unter Medikation auftretende Tic-Symptomatik, die bei bis zu 30% der Kinder mit hyperkinetischem Syndrom als Begleitstörung zu beobachten ist; es ist möglich, daß die Medikation eine Tic-Symptomatik auslösen bzw. sie verstärken kann. Bei dem gegenwärtigen Diskussionsstand ist ein Behandlungsversuch mit Methylphenidat trotz bestehender Tic-Symptomatik nur für die schwersten Fälle des hyperkinetischen Syndroms vorzubehalten. Kommt es dabei allerdings unter Methylphenidat zu einer zusätzlichen Agravierung der Tic-Symptomatik, so ist das Medikament abzusetzen. In diesen Fällen sollte die Medikation in einem stationären kinder- und jugendpsychiatrischen Rahmen bestimmt werden, um zu klären, inwieweit eine Behandlung der Tic-Symptomatik mit Tiaprid zusätzlich erfolgen kann. Da Stimulanzien grundsätzlich Suchtpotential haben und sie in der Bundesrepublik den BTM-Verschreibungsvorschriften unterliegen, wird auch von Seiten der Eltern immer wieder die Frage nach der Suchtgefährdung durch die Methylphenidat-Medikation gestellt. Die Antwort lautet: Bisher ist in der Literatur kein einziger Fall beschrieben, daß Methylphenidat, verordnet unter der Indikation des hyperkinetischen Syndroms, zu einer süchtigen Abhängigkeit geführt hat; eine Kontraindikation ist allerdings dann gegeben, wenn beim hyperkinetischen Patienten bereits ein Suchtmittelmißbrauch von vornherein besteht und wenn das hyperkinetische Kind mit suchtkranken Bezugspersonen zusammenlebt. Eine klinisch relevante Hemmung des Körperwachstums unter Stimulanzienmedikation ist insbesondere bei Therapiepausen (z. B. in Schulferien) nicht anzunehmen. Eine Medikation im Vorschulalter sollte nur ausnahmsweise und nur in den schwersten Fällen erfolgen, wenn allein durch die Medikation die Integration des Kindes in der Familie und im Kindergarten gesichert werden kann. Als *Entzugsreaktion* bzw. als Reaktion nach Abklingen der Medikationswirkung kann in Einzelfällen eine verstärkte motorische Unruhe beobachtet werden. Um Einschlafstörungen zu vermeiden, wird die letzte Tagesdosis in aller Regel spätestens am frühen Nachmittag – zur Überbrückung der Hausaufgabensituation – verabreicht. Die Stimulanzien haben bei Kindern keinen euphorisierenden Effekt.
Pemolin verbessert als stimulierendes Amphetamin mit verzögertem Wirkungseintritt nach etwa 2–3 Wochen die Aufmerksamkeit und motorische Unruhe.

Beim Schulkind beträgt die Tagesmenge initial 40–80 mg eine halbe Stunde vor dem Frühstück. Man beginnt mit 1–2 Tabletten á 20 mg und steigert bei Bedarf. Als Dauermedikation empfiehlt sich eine Halbierung der initial wirksamen Dosis. Als Nebenwirkungen sind Schlafstörung und Inappetenz möglich (Martinius 1984).

Der Therapiekontrolle dienen Blutbild, Differentialblutbild, Transaminasen, EEG sowie die Kontrolle der Wachstumskurve im Somatogramm. Bei Methylphenidat ist eine zusätzliche Kontrolle von Puls, Blutdruck und dysphorischen Verstimmungen angezeigt.

Antidepressiva

Das *Imipramin* hat sich als Mittel der 2. Wahl bewährt. Es verbessert die motorische Unruhe, Aufmerksamkeit und Impulsivität. Die Wirkung kann mit Behandlungsbeginn erwartet werden. Die Tagesdosis liegt für 10- bis 14jährige bei 50–75 mg/-Tag, für 5- bis 10jährige bei 30 mg/Tag (Tabelle 3). Aufgrund möglicher kardiotoxischer Wirkung und der allerdings sehr seltenen möglichen Auslösung zerebraler Anfälle sind insbesondere EEG und EKG-Kontrollen notwendig. Häufigere Nebenwirkungen sind Herzklopfen, Mundtrockenheit und Schweißneigung. Zu kontrollieren sind darüber hinaus Blutbild und Blutdruck.

Tabelle 3. Dosierung der Antidepressiva bei Schulkindern mit hyperkinetischer Störung (ICD 10 F.90) (Moclobemid noch in wissenschaftlicher Erprobung bezüglich Indikation bei hyperkinetischer Störung)

Imipramin	25–75 mg/Tag
Moclobemid	150–300 mg/Tag

Moclobemid könnte als selektiver reversibler Hemmer der Mono-Aminooxydase-A eine weitere medikamentöse Alternative zu den Stimulanzien in der Behandlung von Kindern mit hyperkinetischem Syndrom werden. Selektive reversible MAO-A-Hemmer haben sich dem Dextroamphetamin in der vorteilhaften Behandlung hyperaktiver Kinder ebenbürtig erwiesen. Sowohl bei Erwachsenen als auch bei den hyperaktiven Kindern erfolgte der Wirkungseintritt rasch, die Verträglichkeit war bei erwachsenen Patienten sehr gut, diätetische Einschränkungen waren bei Moclobemid nicht notwendig. Die Verträglichkeit von Moclobemid schien bei Kindern eher besser als bei Erwachsenen. Für die vorteilhafte Behandlung des hyperkinetischen Syndroms durch Moclobemid sprechen die vorläufigen Ergebnisse einer offenen klinischen Studie von Trott et al. (1991). Gemäß Elternurteil wurden in der Studie die 6,6- bis 12,9jährigen Kinder unter Medikation von 150–300 mg/Tag Moclobemid als weniger weinerlich, frustrationstoleranter, weniger motorisch unruhig und als weniger impulsiv beschrieben. Es fanden sich zudem signifikante Verbesserungen der Aufmerksamkeits- und Gedächtnisleistungen.

Moclobemid ist ein Benzamid-Derivat und bewirkt eine rasch einsetzende, kurzdauernde und reversible Hemmung der MAO-A. Methylphenidat und Amphetamin bewirken ebenfalls eine Hemmung der Mono-Aminooxydase (Schulz u. Remschmidt 1990; s. Tabelle 2).

Die vorläufigen mit Moclobemid gewonnenen therapeutischen Erfahrungen in der Behandlung des hyperkinetischen Syndroms lassen erhoffen, daß mit reversiblen MAO-A-Inhibitoren eine effiziente und zugleich nebenwirkungsarme Behandlungsmöglichkeit entwickelt werden könnte. Der Befund bedarf allerdings noch einer weiteren unabhängigen wissenschaftlichen Prüfung.

Nootropika

Lernstörungen sind häufiger mit dem hyperkinetischen Syndrom verknüpft. Nootropika sind deshalb hier erwähnt, weil sie in der Diskussion zur Behandlung von Lern- und Leistungsstörungen wieder stärker beachtet werden.

Für Pirazetam, eine der Gamma-Aminobuttersäure (GABA) verwandte Substanz, ist im Tierversuch der vorteilhafte Einfluß auf das Lernen nachgewiesen. Demgegenüber fehlt es an Nachweisen, die eine Wirksamkeit auf das *allgemeine* Lern- und Leistungsvermögen bei Kindern und Jugendlichen belegen.

Sehr spezifisch jedoch ist *die vorteilhafte Wirkung von Pirazetam* auf die Leistung bei Kindern und Jugendlichen mit umschriebener Lese- und Rechtschreibschwäche (Legasthenie) bestätigt. Überwiegend in multizentrischer Studie (plazebokontrollierte Doppelblindstudien) wurden inzwischen mehr als 700 Kinder mit Legasthenie hinsichtlich der Wirkung von Pirazetam untersucht. Quantitative und qualitative Ergebnisübersichten sprechen dafür, daß Pirazetam der Plazebowirkung in der Verbesserung der Leseleistung überlegen ist. Im klinischen Urteil ist das Verhältnis des positiven Wirkungsurteils zwischen Pirazetam gegenüber Plazebo 50% versus 25%. Weitestgehend übereinstimmend und repliziert ist der Befund, daß eine Tagesdosis von 3,3 g Pirazetam die *Leseflüssigkeit* (schnelles und richtiges Lesen) verbessert und zwar um ein Viertel der Standardvarianz des Plazeboeffekts. Dieses Ergebnis ist hochsignifikant, das Risiko eines Irrtums liegt bei 1:1.000.000. Die Behandlung mit Pirazetam sollte über mindestens 12 Wochen erfolgen. Inwieweit der unter Pirazetam erreichte Lese-Lernerfolg auch nach Absetzen der Medikation andauert, läßt sich vorläufig nicht beantworten.

Pirazetam wird nicht metabolisiert und wird zu 100% ausgeschieden. Als Kontraindikation gilt der Hypothyreoidismus. Bei Erwachsenen sind Nebenwirkungen möglich, die gerade im Zusammenhang mit der Behandlung des hyperkinetischen Syndroms sehr ungünstig sind: Hyperkinesie, Nervosität, Verwirrtheit und Depression. Bei Kindern mit Legasthenie konnte in den multizentrischen Studien keine negative Nebenwirkung im Plazebovergleich nachgewiesen werden (Wilsher et al. 1987).

Zusammenfassend bleibt folgendes festzustellen: Pirazetam verbessert bei ausreichender Dosierung die Leseflüssigkeit (schnelles und richtiges Lesen) bei Kindern mit umschriebener Lese-Rechtschreibschwäche (Legasthenie). Eine systematische Anwendung des Präparats in der Behandlung der Legasthenie erfolgte bislang nur im Rahmen experimenteller pharmakologischer Studien. Angesichts der übereinstimmenden und sehr sorgfältig gewonnenen Untersuchungsergebnisse ist allerdings bei schweren Legasthenieformen, die die schulische Integration des Kindes gefährden, eine Behandlung mit Pirazetam in einer Dosierung von z. B. 3 × 1200 mg/die bei 9- bis 13jährigen legasthenen Schülern als indiziert anzunehmen. Wesentliche unerwünschte Nebenwirkungen wurden bisher nicht festgestellt. Die medikamentös stützende Behandlung der umschriebenen Lese-Rechtschreibschwäche wird den schwersten Fällen vorbehalten bleiben; sie ist grundsätzlich nachrangig zu den immer notwendigen spezifischen pädagogischen und psychotherapeutischen sowie sozialintegrativen Maßnahmen.

Literatur

Blank R (1990) Diätetische Maßnahmen bei hyperaktiven Kindern (1990). Frühförderung interdisziplinär 9:171-178

Döpfner M, Sattel H (1991) Verhaltenstherapeutische Interventionen hyperkinetischer Störungen im Vorschulalter. Z Kinder Jugendpsychiatr 19:254-262

Elliger TJ (1991) Methylphenidat – Aktuelle Verordnungszahlen Z Kinder Jugendgpsychiatr 4:268-270

Elliger TJ, Nissen G (1989) Psychopharmaka für Kinder und Jugendliche: Eine kritische Bestandsaufnahme zur Verordnungspraxis. Dtsch Ärztebl 86:2697-2700

Martinius J (1984) Stimulanzien. In: Nissen G, Eggers Ch, Martinius J (Hrsg) Kinder- und jugendpsychiatrische Pharmakotherapie. Springer, Berlin Heidelberg New York

Quaschner K (1990) Die psychotherapeutische Behandlung und spezifische erzieherische Förderung von Vorschulkindern mit Hyperkinetischem Syndrom. Frühförderung interdisziplinär 9:162-171

Schmidt MH, Esser G, Moll GH (1991) Der Verlauf hyperkinetischer Syndrome in klinischen und Feldstichproben. Z Kinder Jugendpsychiatr 19:240-248

Schulz E, Remschmidt H (1990) Die Stimulanzien-Therapie des Hyperkinetischen Syndroms im Kindes- und Jugendalter. Z Kinder Jugendpsychiatr 3:157-166

Trott G-E, Menzel M, Firese H-J, Nissen G (1991) Wirksamkeit und Verträglichkeit des selektiven MAO-A-Inhibitors Moclobemid bei Kindern mit hyperkinetischem Syndrom. Z Kinder Jugendpsychiatr 19:248-254

Warnke A, Remschmidt H (1990) Zur Prognose des Kindes mit Hyperkinetischem Syndrom. Frühförderung interdisziplinär 9:153-162

Wilscher GR, Bennet D, Chase LH, Conners CK, Diann M, Feagans L, Hanvik LHJ, Helfgott E, Koplewicz H, Overby P, Reader MJ, Rudol RG, Tallall P (1987) Piracetam and Dyslexia: Effects on reading tests. J Clin Psychopharmacol 7:230-237

Diskussion

Rüther: Ich habe zwei Fragen. Die erste ist: Wir müssen gerade in der Aufbereitungskommission am BGA eine Monographie für Dimethylaminoäthanol erarbeiten. Meine Frage: Ist Dimethylaminoäthanol für die Kinder- und Jugendpsychiatrie unverzichtbar? Wir haben die Ausnahmemöglichkeit, auch wenn keine Studien vorliegen, wenn wir entsprechende Informationen von den Fachgesellschaften bekommen, auch Zulassungen bestehen zu lassen. Das Zweite ist eine ganz andere Sache. Es geht ja auch um Dopamim. Es wurde die MAO-A-Hemmung und nicht die MAO-B-Hemmung (das Deprenyl) genannt. Warum nehmen Sie nicht das Deprenyl?

Warnke: Das ist vielleicht eine Anregung.

Rüther: Die MAO-A hilft ja gar nicht bei diesem Syndrom, kann ja gar nicht helfen, theoretisch.

Warnke: Praktisch tut sie es aber. Und zwar selektiv. Nur die MAO-A-Hemmung und eben nicht die MAO-B-Hemmung.

Rüther: Also dann müssen wir neu umdenken. Das ist eine wichtige Sache. Und zum Dimethylaminoäthanol?

Warnke: Dimethylaminoäthanol ist aus meiner Praxis her verzichtbar.

Hohagen: Als Erwachsenenpsychiater hat man ja nicht so viel Erfahrung mit dem hyperkinetischen Syndrom. Deswegen meine Frage: Ist die rechtzeitige Behandlung mit Methylphenidat protektiv, hat sie einen protektiven Effekt auf spätere psychiatrische Erkrankungen im Erwachsenenalter? Also ist sie kurativ, oder ist sie nur symptomunterdrückend?

Warnke: Inzwischen liegen prospektive Längsschnittuntersuchungen bis zum 30. Lebensjahr vor. Die besten Langzeiterfolge wurden durch die Einbettung der psychopharmakologischen Behandlung in verhaltenstherapeutische Maßnahmen erreicht. Die Behandlung mit Methylphenidat hat keinen kurativen Effekt. Die Wirkung ist nach etwa 4 h zu Ende. Das Entscheidende der Hilfe resultiert oft aus der Überbrückung der kritischen Tageszeit, wie z. B. der Schulzeit. Wir unterlassen die Medikation in den späteren Nachmittags- und in den Abendstunden, um Schlafstörungen bzw. Unruhezustände, die in die Schlafzeiten hineinreichen, zu vermeiden. Methylphenidat hat aber, das ist ganz wichtig, keinen kurativen Effekt.

Naber: Wie sicher sind Sie in Ihrer Differentialdiagnose des hyperkinetischen Syndroms versus normalpsychologische Phänomenen? Es ist vorstellbar, daß von den Eltern eher ein hyperkinetisches Syndrom gesehen wird, weil es vielleicht auch etwas sozial akzeptabler ist als Erziehungsschwierigkeiten, die reaktiv bedingt sind.

Warnke: Tatsächlich gibt es Probleme, das hyperkinetische Syndrom etwa durch exakte Messungen zu definieren, genauso wie wir etwa auch daran scheitern, die Schizophrenie psychometrisch genau zu fassen. Trotzdem ist es nach regelrechter psychiatrischer Diagnostik und Differentialdiagnostik in der Praxis ausreichend klar, was eine Schizophrenie ist. Analog gilt dies auch für die diagnostische Sicherung des hyperkinetischen Syndroms. Nach den Kriterien wie sie heute z. B. in ICD 10 und DSM-III-R benannt sind, ist von einer Prävalenz von etwa 3% auszugehen. Die Diagnose setzt also eine vollständige kinder- und jugendpsychiatrische Diagnostik voraus, so daß wir differentialdiagnostisch z. B. zerebrale Erkrankungen, milieureaktive Unruhesyndrome oder psychotische Entwicklungen nicht übersehen. Ein Behandlungskriterium ist nicht allein der Schweregrad des Syndroms sondern auch die Überforderung der Familie oder der Schule. Ein Behandlungskriterium besteht immer dann, wenn die Integration des Kindes in die Familie, in den Kindergarten, in den Schulbereich durch das Unruhesyndrom gefährdet erscheint.

Rüther: Ist es ein Kunstfehler, Methylphenidat nicht zu geben?

Warnke: In Einzelfällen würde ich sagen, ja, nicht ein Kunstfehler, aber doch ein Versäumnis. Es ist ein Versäumnis, wenn ein Kind, dem durch Methylphenidat-Medikation geholfen wäre, es wegen seiner hyperkinetischen Störung in eine psychiatrische Klinik eingewiesen ist, und es seine schulische Integration verloren hat, wenn sich eine schwere Selbstwertproblematik bis zum Jugendalter ausgebildet hat und wir schon die dissoziale Entwicklung vor Augen haben. Wer diese Verläufe täglich in der Klinik beobachtet, muß sagen: Ja, in diesen Fällen ist es u. U. ein schwerwiegendes Versäumnis, Methylphenidat nicht zu geben.

Hajak: Auf einem Kongreß in Kyoto stellte ein japanischer Redner nicht nur Daten vor, daß die Suizidrate bei japanischen Schulkindern so hoch ist wie bei uns für die gesamte Bundesrepublik, sondern auch, daß Schulprobleme eine Hauptursache für diese Suizide sind. In dem Zusammenhang kam das Gespräch auf Nootropika. Ich mag da gewisse Probleme erkennen, wenn man Lese-/Rechtschreibschwäche als Basis nimmt, um Nootropika einzusetzen.

Warnke: Pirazetam wird mit dieser Indikation noch sehr selten in der Praxis verabreicht. In Einzelfälen wird es aber bereits getan und dies ist in schweren Fällen wissenschaftlich ausreichend begründet. Angesichts der sehr gut durchgeführten multizentrischen doppelblind-plazebo-kontrollierten Studien an über 700 Kindern ist der Befund als gesichert anzusehen, daß es unter Pirazetam zu rascheren und besseren Leseleistungen kommt. Die Studien sollten dazu ermutigen, in den schwersten Fällen, wo z. B. eine schulische Integration eines Kindes wegen dieser Problematik gefährdet ist, mit den Eltern die Möglichkeit der Pirazetam-Medikation zu besprechen und bei elterlicher Zustimmung in der Dosierung von 3×1200 mg/Tag zu behandeln. In allen diesen Studien sind im Plazebovergleich keine negativen Nebenwirkungen, die praktisch relevant sind, dokumentiert worden.

Freisleder: Ich kann aus unserer Praxis sagen, daß bei dem großen Sammeltopf der hyperkinetischen Syndrome wirklich nur ein Kernbereich übrig bleibt, wo wir es geben, höchstens bei einem Siebtel oder einem Sechstel der Patienten mit diesem Syndrombegriff. Noch ein Tip für den Praktiker oder für den, den es interessiert. Ob ein Kind Responder auf Methylphenidat ist, läßt sich nach probeweiser Verordnung von einer Woche feststellen.

Rüther: Welche Bedeutung hat Methylphenidat bei der Narkolepsie?

Warnke: Es gibt eine Studie von Herrn Elliger (1991) zu den aktuellen Verordnungszahlen von Methylphenidat in den alten Bundesländern. Demnach kann man in keinster Weise davon ausgehen, daß da eine mißbräuchliche Verschreibungspraxis wäre. Nur sehr wenige Ärzte verschreiben Methylphenidat. Eine mißbräuchliche Verschreibungspraxis könnte höchstens in Einzelfällen vorliegen. Eine repräsentative Befragung in der BRD von Eltern von 7- bis 12jährigen Kindern hat z. B. ergeben, daß nur 0,25% der Kinder Stimulanzien erhielten im Gegensatz zu 6% in den USA. Unter der Beachtung der Verordnungszahlen und der Diagnose ergibt sich, daß höchstens 8% der hyperkinetischen Kinder mit Methylphenidat behandelt werden, über 90% also nicht.

Zu den Diätbehandlungen: Einzelfallbeobachtungen sprechen dafür, daß in seltenen Fällen eine sog. oligoantigene Diät wirksam sein kann, d. h. eine Diät, die Nahrungsmittel, die in unserem Kulturbereich als besonders allergieauslösend bekannt sind, zunächst aus der Nahrung herausgenommen werden, also z. B. Milchprodukte oder Zitrusfrüchte. Sie werden dann sukzessive wieder eingeführt. Dieses Vorgehen hat große Vorteile gegenüber den bisherigen Ansätzen, da es nicht mehr notwendig ist, eine langfristig sehr breite Diät durchzuführen, die die Kinder nicht mitmachen. Ein Kind hält sich leichter an die Diät, wenn es z. B. nur auf Zitrusfrüchte verzichten muß und alles andere essen kann. Unter diesen Gesichtspunkten hat Diät eine Chance in der Praxis.

Merksätze für die Praxis

PSYCHOPHARMAKOLOGISCHE BEHANDLUNG
BEI KINDERN MIT HYPERKINETISCHER STÖRUNG

1. Kardinalsymptome der hyperkinetischen Störung sind beeinträchtigte Aufmerksamkeit und motorische Überaktivität. Begleitmerkmale sind Impulsivität, geringe Frustrationstoleranz, leichte Erregbarkeit, mangelhaftes Einhalten sozialer Regeln, Schlafstörungen und Lernstörungen.

2. Die psychopharmakologische Behandlung ist immer eingebettet in die erzieherische Führung des Kindes, seine psychotherapeutische Behandlung und Familienberatung.

3. Medikamentös sind Stimulanzien – vorrangig Methylphenidat – das Mittel der ersten Wahl bei Kindern im Schulalter. Mittel der zweiten Wahl ist Imipramin. Die Medikation hat keinen kurativen Effekt.

4. Die Dosierung des Methylphenidats sollte mit 5–10 mg/Tag ($^1/_2$–1 Tbl.) beginnen und 30 mg/Tag nicht überschreiten. Die Wirkungsdauer beträgt 2–4 h. Die erste Applikation empfiehlt sich am Morgen, $^1/_2$–1 h vor Schulbeginn. Bei Bedarf zweite Applikation in der Schulpause zwischen 10–11 Uhr. Letzte Dosierung spätestens am frühen Nachmittag (z. B. vor den Hausaufgaben).

5. Kontraindikation der Behandlung mit Methylphenidat sind primärer Suchtmittelmißbrauch bei Patienten oder deren Angehörigen, bestehende Tics oder das Neuauftreten von Tics unter Medikation sowie psychotische Nebenwirkungsreaktionen mit Halluzinationen; eine relative Kontraindikation ist das Vorschulalter.

6. Methylphenidat unterliegt den BTM-Verschreibungsvorschriften. Eine Suchtentwicklung ist bei Kindern mit hyperkinetischem Syndrom, die unter dieser Indikation Methylphenidat einnehmen, bisher für keinen einzigen Fall beschrieben worden.

7. Unter der Behandlung mit Methylphenidat sind Puls, Blutdruck, Wachstumskurve, dysphorische Verstimmtheit und Tics zu kontrollieren.

Medikamentöse Therapieansätze in der Kinder- und Jugendpsychiatrie

W. Kinze

Es gibt eine Reihe guter Gründe, Kinder nicht mit Psychopharmaka zu behandeln:

- Psychopharmaka können Informationsaufnahme und -verarbeitung verändern, damit auch Selbstwahrnehmung und Erfahrungsaneignung, letztlich also die psychische Entwicklung des Kindes beeinträchtigen.
- Psychopharmaka können in neuroendokrine Regulationssysteme eingreifen und damit die somatische Entwicklung des Kindes beeinträchtigen, zumal Pharmakokinetik und Metabolismus in den einzelnen Altersgruppen nur unzureichend bekannt sind.
- Psychopharmaka können in Einzelfällen toxische und allergische Schädigungen der parenchymatösen Organe hervorrufen.
- Psychopharmaka können dazu mißbraucht werden, psychische bzw. psychosoziale Probleme eines Kindes zu überdecken, ohne sie einer Lösung zuzuführen.

Es gibt eine Reihe guter Gründe, die Möglichkeiten der Psychopharmakotherapie auch für Kinder zu nutzen:

Das gilt nicht nur für

- endogene Psychosen,
  sondern auch für weitere Indikationsbereiche wie
- „Verhaltensstörungen" und „hyperkinetische Syndrome",
- Tic-Syndrome und Stottern,
- Enuresis,
- Aggressivität, Destruktivität und erethische Impulsivität bei Oligophrenen.

Eine sachliche Indikationsstellung und eine fachgerechte Therapieführung werden durch den herrschenden Glaubenskrieg belastet.

Auf der einen Seite wird das psychisch auffällige Kind als symptomatischer Ausdruck der Gesamtpathologie der Familie bzw. der Gesellschaft angesehen. Seine Normabweichungen bzw. Fehlentwicklungen sind die Folgen innerfamiliärer Beziehungsstörungen, falscher pädagogischer Grundhaltungen und ungünstiger sozialer Bedingungen. Damit wird die Pharmakotherapie als Versuch des Establishments angeprangert, diese Widersprüche zu verschleiern, selbst aber nicht veränderungsbereit zu sein.

Diese Haltung wird mit zumeist deutlich antipsychiatrischem Affekt vorgetragen, verbrämt als kinderfreundlich, psychologisch verstehend und soziologisch analysierend. Die reale Situation des Kindes verändert dieser Forderungskatalog wenig.

Auf der anderen Seite wird aus verbreiteter Konsumentenhaltung heraus erwartet, daß ein schwieriges Kind mittels wohlbekömmlicher Pille zu angepaßtem Funktionieren gewandelt werde. Derartige elterliche bzw. pädagogische Erwartungshaltungen können auch den Therapeuten unter Erfolgsdruck setzen und ihn

zu rasch oder zu tief in die Kiste der Psychopharmaka greifen lassen.
Der Versuch, die Lage eines psychisch auffälligen Kindes zu verbessern, sollte sich stets an folgenden Leitsätzen orientieren:

1. Diagnostische Indentifizierung des Problems.
2. Analyse des Bedingungsgefüges, was Vorgeschichte, Erfassung des Umfeldes und exakte Psychodiagnostik des Kindes einschließt.
3. Formulierung von Zielsyndromen.
4. Prüfung der therapeutischen Möglichkeiten im allgemeinen und Konkretisierung des Therapieplanes auf die vorliegenden Besonderheiten, wobei alle Beteiligten zu realistischer Erwartungshaltung finden sollten.

Dabei wird kinderpsychiatrische Therapie immer Methoden der Beratung von Bezugspersonen und der therapeutischen Führung des Kindes in Anpassung an seinen Entwicklungsstand und seine aktuelle Situation kombinieren. Je nach den Erfordernissen des Einzelfalles werden hierbei Übungsbehandlungen, psychotherapeutische Verfahren und die Pharmakotherapie zu integrieren sein.
Die Pharmakotherapie ist also stets Baustein im therapeutischen Gesamtkonzept, nicht alleinige Maßnahme.
Aus der praktischen Erfahrung mit der Behandlung junger Schulkinder lassen sich folgende Empfehlungen geben:

Zielsyndrom

Reizbar-aggressives Verhalten, psychomotorische Unruhe, dadurch schwierige soziale Einordnung und ineffektiver Arbeitsstil.

Medikament	Dosierung
Haloperidol	
1 Tbl. = 1 mg	2–3 × 2 bis zu
1 Tr. = 0,1 mg	2–3 × 6 Tropfen
	sehr unterschiedliche Toleranz
	EPS-Symotomatik!

Wirkung

Affektive Dämpfung, Verringerung der psychomotorischen Unruhe, kein wesentlicher sedierender Effekt, bessere Einstellbarkeit auf Übungsbehandlung, geringere Konflikte im Sozialverhalten.

Zielsyndrom

Aggressiv-destruktives und impulsives Verhalten bei Oliphrenen.

Medikament	Dosierung
Chlorpromazin	
1 Drg. = 25 mg	3 × 1 bis 3 × 3 Drg.
1 Tr. = 1 mg	
Promethazin	
1 Drg. = 25 mg	zusätzlich 1–4 Drg.
1 Tr. = 1 mg	

Haloperidol, Thioridazin, Periciazin
zusätzlich je nach Symptomatik im Tagesablauf.

Wirkung

Affektive Dämpfung, Verringerung von Impulsivität und Aggressivität, Stabilisierung des Schlaf-Wach-Rhythmus.

Zielsyndrom

Psychomotorische Unruhe, „Zappeligkeit", erhöhte Ablenkbarkeit keine vordergründige Aggressivität).

Medikament	Dosierung
Periciazin 1 Tr. = 1 mg	2–3×2 bis zu 2–3×8 Tropfen
Perazin 1 Drg. = 25 mg 1 Tr. = 2 mg	1–3×1 Drg.
Thioridazin 1 Drg. = 10/25/100 mg 1 ml = 30 mg	2–3×10–50 mg jeweils langsame Steigerung

Wirkung

Verringerung der psychomotorischen Unruhe, affektive Dämpfung, leicht sedierender Effekt, bessere Einstellbarkeit auf Übungsbehandlung, geringere Konflikte im Sozialverhalten.

Zielsyndrom

Enuresis nocturna.

Medikament	Dosierung
Imipramin 1 Drg. 10/25 mg	abds. 10–25 mg
Propiverin 1 Drg. = 5/15 mg	15–30 mg
Desmopressin Dosierspray	abds. 2–4 Sprühstöße

Wirkung

Verringerung der Schlaftiefe, Verbesserung der Blasenkapazität, Verringerung des Harnvolumens.

Zielsyndrom

„Konzentrationsstörungen" bei affektiv weitgehend ausgeglichenen Kindern, psychomotorische Verlangsamung

Medikament	Dosierung
Amfetaminil 1 Drg. = 10 mg	1–2 Drg. am Vormittag
Methylphenidat 1 Drg. = 10 mg	

Wirkung

Verbesserung von Konzentration und Ausdauer, Beschleunigung der psychischen Abläufe, („paradoxer Effekt" bei primär hyperkinetisch-impulsiven Kindern möglich, aber nur relativ selten erreichbar!).

Zielsyndrome

Tic-Symptome

Medikament	Dosierung
Haloperidol 1 Tbl. = 1 mg 1 Tr. = 0,1 mg	bis zu 2 mg
Tiaprid 1 Tbl. = 100 mg	1–3 Tbl.

Wirkung

Beeinflussung des extrapyramidalen Systems bei gleichzeitiger affektiver Stabilisierung.
Die diagnostische Differenzierung der Zielsyndrome und die für junge Schulkinder empfohlenen Dosierungen machen deutlich, daß hier Kinder nicht in die „chemische Zwangsjacke" gesteckt bzw. „mit Medikamenten vollgepumpt" werden, sondern daß mittels Pharmakotherapie versucht wird, ihre Möglichkeiten in einzelnen Leistungs- und Verhaltensbereichen zu verbessern. Hierbei empfiehlt es sich, unter klarer Bezugnahme auf die Zielsyndrome, regelmäßig gemeinsam mit allen Beteiligten Bilanz zu ziehen, um Effektivität, Präparateauswahl und Dosierung kritisch zu beurteilen.

Weiterführende Literatur

Nissen G, Eggers C, Martinius J (1984) Kinder- und jugendpsychiatrische Pharmakotherapie in Klinik und Praxis. Springer, Berlin Heidelberg New York Tokyo
Faust V, Baumhauer H (1990) Psychopharmaka. Kurzgefaßter Leitfaden für Klinik und Praxis. ecomed, Landsberg Zürich

Diskussion

Hippius: Darf ich eine Frage an alle drei Referenten stellen? Die Benzodiazepine sind gar nicht erwähnt worden. Da würde man ganz gerne von den Kinder- und Jugendpsychiatern eine Auskunft haben.

Freisleder: Ich sagte, daß die Benzodiazepine im Kinder- und Jugendlichenbereich in erster Linie zur Behandlung der Epilepsie verwendet werden. Es gibt darüber hinaus spezifisch kinder- und jugendpsychiatrische Indikationen, z. B. die akute suizidale Krise des Jugendlichen. Gerade in der jugendpsychiatrischen Aufnahmestation spielt hier das Lorazepam eine ganz wesentliche Rolle. Gelegentlich wird es auch einmal in Notfallsituationen, bei Erregungszuständen und Angstsyndromen eingesetzt. Hier achten wir besonders darauf, die Benzodiazepine nie länger als 7 Tage zu geben.

Kinze: Also nur als Adjuvans mit einer aktuellen Situation, sehr syndrombezogen, nicht als eine längerfristige Therapie.

Warnke: In einer Würzburger Studie ergab z. B. die Elternbefragung, daß nur 0,58 % der Kinder Psychopharmaka und 0,92 % Hypnotika während eines Jahreszeitraums bekamen. Diese wurden meist seltener als einmal im Monat angewendet. Nur 0,33 % der Kinder nahmen regelmäßig derartige Pharmaka ein. Erhebungen durch Umfragen bei Ärzten, bei Kindern und Jugendlichen oder durch Rezeptanalysen kommen grundsätzlich zu vergleichbaren Resultaten.

Hippius: Wenn man prüft, wo die sehr leichtfertigen und die sehr umfänglichen Verschreibungen sind, stellt man fest, daß es nicht die Psychiater, sondern die Ärzte anderer Disziplinen sind. Allgemein bekannt ist nur die Erhebung, die bei den Kassenarzt–Rezepten in Nordrhein-Westfalen gemacht worden ist. In der allgemeinen Presse war dann zu lesen, daß praktisch Benzodiazepin in großen Mengen verordnet würde und daß praktisch kaum noch ein nordrheinwestfälisches Kind ohne Psychopharmaka sei.

Holsboer: Ich habe noch eine Frage zur Behandlung mit Antidepressiva im Kindesalter. Epidemiologische Studien zeigen, daß viele der somatoformen Beschwerden und sog. larvierte Depressionen im Kindesalter gar nicht so selten sind. So nimmt man heutzutage an, daß beispielsweise chronische Kopfschmerzen bei einem Kind oder chronische Schlafstörungen oder Bauchschmerzen oder, bei älteren Kindern, sog. asoziales Verhalten wie Schulschwänzen oder Stehlen, Depressionsäquivalente sein können. Wie handhaben Sie es denn da mit der Antidepressiva-Behandlung? Werden sie eingesetzt? Oder wird das doch eher noch auf reaktiver Basis gesehen, daß man also psychotherapeutisch oder milieutherapeutisch versucht, diese Kinder zu behandeln, und nur bei ganz komplexen Fällen einmal ein Antidepressivum versucht?

Kinze: Wir sollten syndrombezogen therapieren. Wenn es sich um Kopfschmerzen handelt, würde ich erst einmal schauen: Hat das eine somatische Grundlage? Ist es psychogen? Dann muß ich, wenn es psychogen ist und sich die Bedingungen in die Richtung der Überforderung, der mangelnden Geborgenheit oder eben auch einer Geschwisterrivalität bewegen, versuchen, dort anzugreifen. In solch einem Fall kann man vorübergehend einmal Medikamente geben. Ich würde aber nicht primär Antidepressiva verordnen, sondern versuchen, mit physikalischen Maßnahmen etwas zu erreichen. Eventuell würde ich ein Analgetikum geben, damit auch eine Wirkung eintritt. Wir sind mit Antidepressiva bei Kindern ausgesprochen zurückhaltend, weil wir Depressionen in unserem Verständnis, das sich an der klassischen Psychopathologie anlehnt, wenig oder kaum sehen. Wenn dies aber der Fall ist, würden wir natürlich auch mit Antidepressiva behandeln.

Warnke: Zurück zu den Benzodiazepinen: Sie haben in der Kinder- und Jugendpsychiatrie folgende Indikation: 1. Behandlung des Status epilepticus. 2. Als Zusatzmedikation bei ZNS-Krämpfen und myoklonisch-astatischen Anfällen. 3. Bei Parasomnien, vor allem beim Pavor nocturnus und Somnambulismus, und 4. auch – das aber mit sehr großen Einschränkungen – bei den Angstsyndromen, nicht aber z. B. bei den Phobien. Noch zu einem anderen Aspekt: Wir sollten keine Symptome, sondern wirklich diagnostisch gefaßte Erkrankungen behandeln. Die Symptomatologie darf noch nicht darüber entscheiden, welches Medikament wir geben.

Kinze: Ich hatte versucht, mit den „Zielsyndromen" praktikable Indikationen für die Psychopharmakotherapie auf der Ebene des beobachtbaren Verhaltens darzustellen. Meine Empfehlungen bezogen sich vorwiegend auf sog. „Verhaltensstörungen", nicht auf endogene Psychosen oder psychoorganische Syndrome.

Hippius: Also man muß sowohl das Syndrom für die Indikation als auch die nosologische Zuordnung sehen und dann erneut noch einmal auf das Syndrom mit schauen und relativieren.

Kinze: Aber das machen wir doch alle. Wir sagen doch nicht: „Das müssen Sie jetzt nehmen; kommen Sie in einem Jahr einmal wieder". Ein solches Vorhaben wird uns aber irgendwo immer unterstellt. Wir sehen die Kinder in der Klinik jeden Tag und in der Ambulanz je nach Aktualität auch sehr engmaschig. Vor allem, wenn wir uns diagnostisch unsicher sind und erst einmal probatorisch etwas geben. In diesem Fall beobachten wir die Patienten sehr intensiv.

Warnke: Der Begriff der Entwicklungspsychopathologie ist heute tragend für das Verständnis kinder- und jugendpsychiatrischer Krankheitsbilder. Tatsächlich verändert sich das Symptombild einer kindlichen Depression mit dem Älterwerden aufgrund der kognitiven Ausreifung. Wir haben z. B. im jüngeren Alter körperliche Symptome, die Ausdruck einer Depression sein können, und die es im Erwachsenenalter nicht gibt, z. B. das Einnässen oder Einkoten. Mit dem Älterwerden beobachten wir immer mehr die Symptomatologie der Depression des Erwachsenenalters. Dennoch gehört die Behandlung mit Antidepressiva zur Standardmedikation in der Kinder- und Jugendpsychiatrie. Antidepressiva haben auch noch bei einer Reihe weiterer Erkrankungen eine Indikation. Hier sind zu nennen die Schulphobie bzw. Trennungsangst, die Enuresis nocturna, Schlafstörungen, das hyperkinetische Syndrom und die Zwangserkrankungen.

Holsboer: Es scheint mir eben schon essentiell zu sein, wann man mit einer antidepressiven Behandlung anfängt. Sie kennen das Kindling-Modell von Post, der sagt, je mehr depressive Erkrankungen man durchmachte, desto vulnerabeler wird man, wieder Phasen zu entwickeln. Das Krankheitsbild entwickelt sich dann natürlich in entsprechender Schwere.
Würden Sie, wenn Sie immer wieder depressionsäquivalente Eßschwierigkeiten, Konzentrationsschwierigkeiten usw. sehen, denn da nicht schon mit einer Antidepressiva-Behandlung anfangen, eben im Wissen darum, daß das für die ganze Lebenszeit entsprechend Folgen haben könnte?

Warnke: Man kann durchaus depressive Syndrome des früheren Kindesalters antidepressiv behandeln. Gerade wenn ein kindlicher Patient aus einer mit affektiven Psychosen belasteten Familie kommt, und vor allem, wenn klare phasenhafte Verläufe erkennbar sind. In solchen Fällen würde ich einem Siebenjährigen einmal für 3 Monate ein milderes Antidepressivum geben. Für kindliche Depressionen ist es typisch, daß körperliche Symptome im Vordergrund stehen und die affektive Seite nicht so erkennbar wird. Natürlich ist es völlig richtig, die Hauptursachen der kindlichen Depressionen in der Umwelt zu sehen, in familiären Konfliktsituationen. Aber es gibt auch einen kleinen Teil, hinter dem sich phasische Abläufe verstecken.

Hippius: Ich glaube, daß der phasische Ablauf und der Nachweis einer familiären Belastung, auch ein spontanes Abklingen dieser Kopfschmerzen nach ein paar Wochen, Kriterien für das Vorliegen einer Depression sind. In der Erwachsenenpsychiatrie sind die psychopathologisch definierten Depressionen als Depressionen häufig, die larvierten eher selten. Je weiter man im Alter heruntergeht, desto mehr verschiebt es sich genau in der anderen Richtung.

Merksätze für die Praxis

MEDIKAMENTÖSE THERAPIEANSÄTZE
IN DER KINDER- UND JUGENDPSYCHIATRIE

Der Vesuch, die Lage eines psychisch auffälligen Kindes zu verbessern, sollte sich stets an folgenden Leitsätzen orientieren:

1. Diagnostische Identifizierung des Problems.

2. Analyse des Bedingungsgefüges, was Vorgeschichte, Erfassung des Umfeldes und exakte Psychodiagnostik des Kindes einschließt.

3. Fromulierung von Zielsyndromen.

4. Prüfung der therapeutischen Möglichkeiten im allgemeinen und Konkretisierung des Therapieplanes auf die vorliegenden Besonderheiten, wobei alle Beteiligten zu realistischer Erwartungshaltung finden sollten.

Die Pharmakotherapie ist also stets Baustein im therapeutischen Gesamtkonzept, nicht alleinige Maßnahme.

Therapie von Angstkrankheiten

Therapie von Angstkrankheiten

Edith Holsboer-Trachsler

In der Geschichte der Psychopharmakologie erwies sich die Beobachtung von Klein (1964), daß akute Angstzustände unter der Behandlung von Imipramin sistieren, als wegweisend für eine Änderung in der Klassifikation von Angsterkrankungen. Das klinisch wichtigste Resultat war die Abgrenzung der Panikkrankheit, die zuerst in USA beschrieben wurde und dort als eigenständige diagnostische Einheit in das DSM-III (diagnostic and statistical manual of mental disorders, APA 1980) aufgenommen wurde. In der Zwischenzeit erschienen auch in Europa zahlreiche psychiatrische Arbeiten darüber und die Diagnose der Panikkrankheit fand Eingang in die internationale Klassifikation der Krankheiten (ICD) der Weltgesundheitsorganisation in ihrer 10. Revision. Trotz zahlreicher epidemiologischer Arbeiten sowie Therapiestudien hat sich der Begriff der Panikkrankheit bis heute in der Allgemeinpraxis nur teilweise durchgesetzt.

Zur Behandlung der Panikerkrankung können eine Reihe von Medikamenten und psychotherapeutischen Verfahren eingesetzt werden. Im folgenden wird ein Überblick über die vorliegenden Behandlungsmöglichkeiten gegeben und die Vor- und Nachteile diskutiert.

Pharmakotherapie mit Antidepressiva

Der erste Bericht über die Wirksamkeit von Imipramin zur Verhütung von Panikattacken wurde 1964 von Klein veröffentlicht.
Seither wurden trizyklische Antidepressiva in der Behandlung der Panikerkrankung angewendet, wobei die meisten Erfahrungen für Imipramin und Clomipramin existieren (Übersicht bei Holsboer-Trachsler 1991). Die Mehrzahl der Studien berichten über einen ersten signifikanten Effekt innerhalb einer 2–4wöchigen Behandlung und über eine Remission bei 70–100% der Patienten. Die erforderliche Dosierung zeigte große interindividuelle Schwankungen von 10 mg–150 mg pro die, aber überwiegend 150 mg pro die. Für den MAO (Monoaminooxidase)-Hemmer Phenelzin wurde ebenfalls in mehreren Untersuchungen eine überzeugende gute Wirkung berichtet. Für andere MAO-Hemmer und die klassischen trizyklischen Substanzen sowie neuere Antidepressiva gibt es einzelne positive Befunde. Eine Übersicht der zur Zeit veröffentlichten Studien wird in Tabelle 1 gegeben. Über selektive MAO-A-Hemmer gibt es noch keine veröffentlichten Untersuchungen. Als unwirksam zeigten sich in je einer Studie Trazodon und Bupropion. Somit kann nicht generell angenommen werden, daß alle antidepressiven Substanzen gleichwertig wirksam sind in der Behand-

Tabelle 1. Antidepressiva bei Panikstörung

	Wirksamkeit	Anzahl Studien
Imipramin	+++	28
Clomipramin	+++	9
Phenelzine	+++	5
Tranylcypromine	+	1
Isocarboxazid	+	1
Amitryptiline	+	1
Nortryptiline	+	1
Desipramin	+	2
Maprotilin	+	1
Trazodone	+−	2
Doxepin	+	1
Fluoxetine	+	2
Fluvoxamine	+	2
Bupropion	−	1

lung der Panikerkrankung. Die bis heute am besten untersuchten Substanzen sind Imipramin, Clomipramin und Phenelzin, alle übrigen Antidepressiva sind vergleichsweise wenig untersucht.

Vorteilhaft an den Antidepressiva ist, daß sie sowohl antipanisch wie antidepressiv wirken und somit bei einem breiten Spektrum der Patienten angewendet werden können. Die MAO-Hemmer haben sich in einzelnen Untersuchungen auch als antiphobisch erwiesen.

Die Nachteile der Antidepressiva liegen vor allem in ihrem häufig verzögerten Wirkungseintritt, der manchmal 4–6 Wochen auf sich warten läßt. Des weiteren scheinen gerade Patienten mit Panikerkrankungen speziell unter den anticholinergen Nebenwirkungen wie trockener Mund, Verstopfung, Akkomodationsschwierigkeiten und Agitiertheit zu leiden. Bei den MAO-Hemmern sind die speziellen Diätvorschriften zu erwähnen.

Benzodiazepine

Bis in die 80er Jahre war die überwiegende Meinung der Kliniker, Benzodiazepine könnten die Entstehung von Panikattacken nicht verhindern. Nach Hinweisen für die Wirksamkeit des hochpotenten Benzodiazepines Alprazolam wurde in einer multizentrischen Studie an 1168 Patienten mit Panikstörung die Wirksamkeit von Alprazolam mit der von Imipramin und Plazebo verglichen (Cross-National Collaborative Panic Study 1992). In dieser Studie zeigte sich, daß Alprazolam und Imipramin wirksamer waren als Plazebo und darüberhinaus, daß unter Alprazolam sich ein schnellerer Wirkungseintritt und weniger Behandlungsabbrüche fanden als unter Imipramin. Am Ende der 8wöchigen Therapie waren Imipramin und Alprazolam in ihrer Wirkung gleichwertig. Damit wurde die Annahme widerlegt, daß Benzodiazepine bei Panikstörungen unwirksam seien. Zuerst glaubte man allerdings, daß Alprazolam das einzige Benzodiazepin ist, welches antipanisch wirksam ist. Einzelne Studien mit anderen Benzodiazepinen wie Clonazepam, Diazepam und Lorazepam zeigen, daß wenn man ihre Dosis dem Äquivalent von 4–6 mg Alprazolam pro Tag anpaßt, welches sich als wirksamste Dosis erwiesen hatte, man ebenfalls einen guten antipanischen Effekt erzielt (Klerman 1992). Beispielsweise entspricht die Diazepam/Alprazolam-Dosisbezeichnung 10 zu 1, was bedeutet, daß man vom Diazepam ca. 50 mg pro Tag verschreiben muß, um eine antipanische Wirkung zu erzielen. Da diese Diazepam-Dosierung in der Regel mehr Sedierung erzeugt als die äquivalente Alprazolam-Dosis, liegt möglicherweise ein Vorteil von Alprazolam gegenüber anderen Benzodiazepinen in seiner therapeutischen Breite bezüglich Sedierung und antipanischem Effekt vor.

Tabelle 2. Trizyklische Antidepressiva, MAO-Hemmer und Benzodiazepine bei Panikerkrankung

	Trizyklische Antidepressiva	MAO-Hemmer	Benzodiazepine
Dosierung	Zum Beispiel Imipramin ca. 150–200 mg	Zum Beispiel Phenelzin ca. 45–60 mg	Zum Beispiel Alprazolam bis 6 mg
Wirkungseintritt	langsam	langsam	schnell
Antidepressiver Effekt	ja	ja	nein
Akute Nebenwirkungen	viele	einige	einige
Anhaltende Nebenwirkungen	einige	einige	einige
Spezielle Diät	nein	ja	nein
Toxizität bei Überdosis	hoch	hoch	gering
Absetzsymptome	möglich	möglich	vorhanden
Abususrisiko	nein	nein	ja

Die Vorteile der Benzodiazepinbehandlung sind der schnelle Wirkungseintritt und die gute Verträglichkeit. Die Nachteile sind die sedierenden, muskelrelaxierenden und mnestischen Beeinträchtigungen der Benzodiazepine, die vor allem ältere Leute behindern können. Ein weiteres wichtiges Problem ist das Abhängigkeitsrisiko, das mit zunehmender Dauer der Einnahme und Höhe der Dosierung steigt.

einer größeren Anzahl von Studien dokumentiert, daß die besten Resultate durch eine kombinierte Anwendung von Psychopharmaka und Verhaltenstherapie erzielt werden (Übersicht bei Holsboer-Trachsler 1991). Von Interesse ist, ob eine medikamentös-psychotherapeutische Kombinationsbehandlung bei der Panikerkrankung am effizientesten ist. Entsprechende vergleichende Therapiestudien fehlen bisher.

Psychotherapeutische Verfahren

Die Effizienz der Verhaltenstherapie für die Agoraphobie ist gut belegt (Hand u. Wittchen 1988). Das von Marks postulierte konsekutive Sistieren der Panikattacken ist nicht erwiesen (Pecknold 1987). Die kognitive Verhaltenstherapie erzielte in einigen offenen Studien vielversprechende Behandlungsergebnisse bei der Panikerkrankung, allerdings bei kleinen Fallzahlen. Die Beurteilung der Effizienz ist somit beim derzeitigen Forschungsstand nicht möglich. Für Patienten die an einer Komorbidität von Panikerkrankung und Agoraphobie leiden, wird in

Therapieplanung

Nach heutigem Wissensstand können in der Behandlung der Panikerkrankung drei Substanzgruppen als ähnlich effektiv beurteilt werden (Tabelle 2):

Trizyklische Antidepressiva:
    150–200 mg Imipramin oder
    Dosisäquivalent eines anderen AD.
Monoaminooxidase-Hemmer:
    45–60 mg Phenelzin
Benzodiazepine:
    4–6 mg Alprazolam

Als Therapiedauer werden mindestens 6 Monate empfohlen. Dies basiert auf klinischen Studien, die zeigten, daß nach einer 8–12 Wochen dauernden erfolgreichen Behandlung das Absetzen der Medikation in 20–80 % der Patienten zu Rückfällen führte (Burrows 1990). Die Kombination von Psychotherapie und Medikation scheint eine zusätzliche Verbesserung zu bringen. Über die Kombinationstherapie von Medikamenten liegen keine Studien vor, obwohl aus klinischer Sicht eine Kombination von Antidepressiva und Benzodiazepinen vorteilhaft scheint. Benzodiazepine mit ihrer sofortigen Anxiolyse wären vor allem am Anfang der Behandlung indiziert, beispielsweise während der ersten 14 Tage, während die Antidepressiva die Mittel der Wahl für eine kontinuierliche Langzeitbehandlung sind. Bei längerfristigem Einsatz von Benzodiazepinen soll ihre Dosis nur in kleinen Schritten und unter Umständen über Zeiträume von mehreren Wochen ausschleichend verringert werden, um mögliche Absetzsymptome zu minimieren. Die Dosis des Antidepressivums läßt sich nach stabiler Zustandsverbesserung ausschleichend reduzieren, jedoch frühestens nach 6 Monaten kontinuierlicher Behandlung.

Literatur

American Psychiatric Association (1980) Diagnostic and statistical manual of mental disorders, 3rd edn. APA, Washington, DC
Cross-National Collaborative Panic Study (1992) Second Phase Investigators. Drug treatment of panic disorder: comparative efficacy of alprazolam, imipramine and placebo. Br J Psychiatry 160:191–202
Burrows GD (1990) Managing long-term therapy for panic disorder. J Clin Psychiatry 52 (Suppl 11):9–12
Hand I, Wittchen HU (eds) (1988) Panic and phobias 2. Springer, Berlin Heidelberg New York Tokyo
Holsboer-Trachsler E (1991) Therapiemöglichkeiten bei Panikerkrankungen. DIA/GM 9:853–873
Klein DF (1964) Delineation of two drug-responsive anxiety syndromes. Psychopharmacologia 5:397–408
Klerman GL (1992) Treatments for panic disorder, J Clin Psychiatry (Suppl) 53:3
Pecknold JC (1987) Behavioural and Combined Therapy in Panic States. Prog. Neuro-Psychopharmacol. Biol Psychiatr 11:97–104

Diskussion

Beck: Spielt der Wirkeffekt von sedierenden und nicht sedierenden Antidepressiva, der ja in der Behandlung der Depression symptomorientiert durchaus relevant ist, hier eine Rolle in der Behandlung von Panikattacken?

Holsboer: Es ist so, daß die sehr gut sedierenden antidepressiven Mittel nicht sehr gut geprüft sind. Aber vereinzelte positive Studien gibt es schon bei Panikstörungen. Von der klinischen Erfahrung her würde ich empfehlen, die Therapie mit einem Benzodiazepin zu beginnen, wenn ich jemanden habe, der akut und stark leidet. Gleichzeitig würde ich ein sedierendes Antidepressivum dazugeben mit dem Vorteil, daß der Patient, wenn ich das Benzodiazepin wieder ausschleiche, nicht so viele Absetzeffekte hat. Außerdem haben Panikpatienten ja häufig auch Schlafstörungen. Es gibt auch nächtliche Panikattacken. Da kann man sich vorstellen, daß ein sedierendes Antidepressivum von Vorteil ist und einem letzten Endes in der Langzeitanwendung ein Hypnotikum ersparen kann.

Naber: Vielleicht noch ein anderer Punkt zum Thema Absetzen: Wie ist es mit der Rückfallgefahr? Oder wie ist es mit der langfristigen Prognose? Das sind Punkte, zu denen wir sowohl für die medikamentöse Therapie wie auch für die Verhaltenstherapie (VT) nur ganz begrenzt etwas wissen. Es gibt wohl doch Hinweise, daß eine VT längerwährende Effekte hat.

Holsboer: Es gibt Studien über die Kombinationstherapie. Für eine komplexe Symptomatik, wenn also Panikstörung plus Agoraphobie vorhanden sind, scheint es von Vorteil zu sein, wenn man beide Therapieformen anwendet und nicht nur ein Antidepressivum gibt. Aber es gibt noch keine anderen Studien, die zeigen, daß zusätzliche Verhaltenstherapie oder kognitive Therapie einen längeren Effekt hätten, als wenn man nur mit einem Medikament behandelt. Aus der Depressionsbehandlung gibt es Studien, die zeigen, daß bei zusätzlicher kognitiver Therapie, man längere erkrankungsfreie Intervalle hat. Von daher könnte man ableiten, daß es hier ebenso sein kann. Nur für das Alprazolam ist ausreichend geprüft und nachgewiesen, daß es eine ebenso gute antipanische Wirkung hat wie Imipramin beispielsweise. Die anderen Benzodiazepine sind zu wenig geprüft. Aber es gibt ja viele Experten, die der Meinung sind, alle Benzodiazepine haben dasselbe Wirkungsspektrum.

Hohagen: Aus verhaltenstherapeutischer Sicht wäre es überhaupt nicht wünschenswert, daß ein Patient Bromazepam, Alprazolan oder ein anderes Benzodiazepin bekommt, weil damit einem Vermeidungsverhalten Vorschub geleistet wird. Er setzt sich dann nicht mit der Symptomatik auseinander. Viele Angstpatienten haben ja den Wunsch, über die Einnahme eines Medikamentes ihr Problem zu lösen. Dies würde man durch eine Verordnung unterstützen. Andererseits können Antidepressiva, vor allem Serotonin-Wiederaufnahme-Hemmer, Panikattacken günstig beeinflussen. Eine Kombination von Verhaltenstherapie mit einer Antidepressiva-Behandlung ist somit durchaus

möglich. Generell ist die Hauptfrage, welchen Stellenwert die Psychotherapie und welchen Stellenwert die medikamentöse Behandlung hat. Die medikamentöse Behandlung sollte eine Ergänzung der Psychotherapie sein. Wir behandeln alle Panik- oder auch generalisierten Angst-Patienten mit Verhaltenstherapie und kognitiver Therapie und können dann ein Medikament dazugeben. Der Grund dafür ist, daß es einige Studien gibt, die zeigen, daß die Patienten im Langzeitverlauf mit Verhaltenstherapie bessere Erfolge erzielen, verglichen mit denen, die nur medikamentös behandelt wurden. Hierbei muß man ganz klar sagen, daß es keine Langzeitstudien nach Absetzen von Medikamenten gibt. Wir wissen also gar nicht richtig, wie es dem Patienten nach längerer Zeit geht. Die Rückfallquote bei den mit Medikamenten Behandelten scheint relativ hoch zu sein und scheint bei den VT-Patienten niedriger zu liegen. Dies ist vorstellbar, denn die Patienten haben Strategien gelernt, wie man mit Panikattacken umgeht. Somit haben sie auch gelernt, wie sie vielleicht Rückfällen vorbeugen können. Psychotherapie und ergänzend Pharmakotherapie ist eine sinnvolle Kombination. Die zweite Frage ist, ob man Benzodiazepine überhaupt einsetzen soll. Angst-Patienten sind Patienten, die in der Regel eine Langzeitbehandlung brauchen, d. h., 2 oder 3 Wochen werden in der Regel nicht ausreichen. Die Rebound-Angst, die nach Absetzen von Benzodiazepinen auftritt, und die Gefahr einer Gewöhnung oder einer Abhängigkeit sind Argumente, die man sich zumindest überlegen muß, wenn man Benzodiazepine verordnet.

Holsboer: Ich möchte etwas zur Verhaltenstheorie sagen, denn wir müssen die Diagnostik beachten. Die Wirksamkeit der Verhaltenstherapie wurde nur für die Agoraphobie untersucht. Verhaltensthe-

rapeutische Studien an in erster Linie panikkranken Patienten gibt es nicht.
Über die kognitive Therapie gibt es noch keine kontrollierten Untersuchungen, nur einige verheißungsvolle offene Studien bei Panikerkrankungen. Ich möchte widersprechen bezüglich der Stellenwertigkeit, erstens Psychotherapie, zweitens Pharmakotherapie. Zumindest für meine Patienten gilt dies nicht, die relativ schwer kranke Menschen sind. Die meisten Patienten möchten nach meiner Erfahrung sehr schnell eine Erleichterung haben und nicht zuerst sehr viel lernen müssen, um dann vielleicht in einem halben Jahr eine Symptomreduktion zu erleben.

Rüther: Das Problem ist, daß die wirklichen Verhaltenstherapeuten sagen – ich pointiere das einmal –: Wenn Sie einmal angefangen haben, den Patienten mit einem Medikament zu behandeln, ist er für die Verhaltenstherapie verdorben.

Hohagen: Gerade Verhaltentherapeuten weisen darauf hin, daß eine Kombination mit Antidepressiva möglich ist.

Dilling: Ich möchte einfach noch einmal eine Frage stellen. Gibt es epidemiologisch eigentlich so ein Süd-Nord-Gefälle und vielleicht auch ein West-Ost-Gefälle in der Häufigkeit von Panikattacken? Es ist wirklich bei uns im Norden ganz schwierig, solche Erfahrungen, wie Sie sie offenbar in der Schweiz haben, zu sammeln. Ich habe jedenfalls beobachtet, wenn man versucht, zunächst einmal keine Medikamente zu geben und mit dem Patienten ziemlich viel zu sprechen, daß diese Angstanfälle weniger werden.

Hajak: Ich wollte mich zur Epidemiologie ein bißchen äußern. Den Punkt, wie viele Angststörungen, oder Angsterkrankungen es gibt, wird man nie vom Psychiater beantwortet bekommen. In der Menge ist es so, daß man Internisten fragen muß, d. h. üblicherweise eine internistische Aufnahmestation eines Klinikums. Hier darf man dann nicht nach Angst fragen, sondern muß nach Patienten fragen, die plötzlich Herzsymptome bekommen, die mit einem Verdacht auf Herzinfarkt eingeliefert werden und wo diagnostisch nichts gefunden wird. Diese Patienten werden entlassen und erscheinen in keiner Statistik. In keiner Befragung würden sie auf die Frage nach Angst antworten. Wenn man die Personen fragt, die Angststudien durchführen, wird deutlich, daß sie sich ihre Patienten in diesem Umfeld aussuchen. Sie gehen zu den internistischen Kollegen, und da sieht man z. B. bei uns in Göttingen pro Woche 3–4 eindeutige Paniksyndrome mit Verdacht auf Herzinfarkt. Diese Patienten werden nach 2 h bei unauffälligen Laborwerten und EKG wieder entlassen.

Ernst: Die epidemiologischen Studien, auf die man sich stützt, sind ja allgemein bekannt, z. B. die ECA, also die Epidemiological Catchment Area-study von Robin und Mitarb., mit gleichem Inventar von Wittchen und Mitarb. in München usw. Die Zahlen decken sich, zwischen 4% und 8%. Fichter hat ja auch 1990 Angaben vorgelegt, wobei sich die Depressionen leicht rückgängig zeigten, von etwa 8% auf 5,1%; Angstsyndrome usw. dagegen leicht gestiegen sind. Also da mischt sich wieder m. E. diese Komorbidität. Diesen Beobachtungen ist wohl kaum zu folgen, wenn man bedenkt, daß andererseits wieder Studien erscheinen, wo die Angsterkrankungen mit bis zu 30,5% Prävalenz angegeben werden.

Hohagen: Es wurde die Frage aufgeworfen: Was gibt man dem niedergelassenen Arzt, der ja viele Angstpatienten sieht, an die Hand? Zum ersten einmal sollte man ihm einen diagnostischen Katalog für

Angsterkrankungen anbieten, damit er die richtige Diagnose stellt. Die eigentliche Behandlung bei Erkrankungen von Krankheitswert sollte dann schon in der Hand des Experten liegen. Eine Panikstörung ohne Agoraphobie dürfte sehr selten sein, denn die weitaus meisten Patienten mit Panikstörungen entwickeln ein Vermeidungsverhalten, und das ist ja nach der DSM-III-R eigentlich die Agoraphobie. Weiter zur Therapie – wir behandeln Klinikpatienten primär psychotherapeutisch. Wenn die Patienten einmal wissen, daß körperliche Symptome und Angst einen einheitlichen Komplex darstellen, daß z.B. die Tachykardie oder das Schwitzen oft fehlinterpretiert werden und daß damit der Angstanfall aufrechterhalten wird, dann gelingt es sehr vielen Patienten, ihre körperlichen Symtome auch als Angstäquivalente zu entdecken und einen Zugang zu ihrer Angsterkrankung zu bekommen. Sie sind dann in der Regel auch sehr aufgeschlossen einer Psychotherapie gegenüber. Also ich stehe dazu, daß die Psychotherapie im Mittelpunkt stehen sollte. Weiter würde ich sagen, daß ich nicht nachvollziehen kann, daß man eine Verhaltens- und kognitive Therapie nicht mit einer Antidepressiva-Therapie kombinieren könnte. Ich würde nicht sagen, daß ein Patient für die Verhaltenstherapie verloren wäre, wenn er ein Antidepressivum bekommt, sondern ganz im Gegenteil, viele Patienten werden dann erst therapiefähig und diese Kombination hilft ihnen. Ich denke, viele Studien deuten darauf hin, daß die Kombination dem Einzelverfahren überlegen ist.

Rüther: Herr Hohagen, das sagen die Psychiater, die Psychopharmaka verschreiben können und auch die Verhaltenstherapie beherrschen. Wenn Sie den riesen Pool der Psychologen betrachten, die keine Pharmaka haben, dann sagen die selbstverständlich: Das verdirbt.

Hippius: Ich finde richtig, daß man überlegt, ob es differentielle Indikationen gibt, nachdem erst einmal herausgearbeitet worden ist, daß der Verlauf unterschiedlich sein kann. Das plötzliche Auftreten – deswegen der Begriff Attacke auf der einen Seite – gegenüber der „generalised anxiety" auf der anderen Seite, da würde ich zwei unterschiedliche Formen sehen und würde auch unterschiedlich beraten, wie sie behandelt werden sollen.

Wir sprachen jetzt immer von Benzodiazepinen. Diese Medikamente heißen immer noch Anxiolytika. Diese Anxiolytika wurden doch in einem Riesenumfang in der Allgemeinpraxis eingesetzt, schon alleine, weil sie Anxiolytika hießen. Heute kommt man zu einer differentiellen Indikation, die kann man in die allgemeine Praxis mit hineintragen. Wenn es Angststörungen sind, die attackenartig auftauchen, häufiger oder seltener, kann man empfehlen, daß keine Anxiolytika, sondern primär Antidepressiva, z. B. Imipramin gegeben werden soll. Monoaminooxidase-Hemmer haben auch ihren Indikationsbereich.

Es gibt einen Psychotherapeuten bei uns, einen Verhaltenstherapeuten, der behandelt aus zeitökonomischen Gründen im ersten Durchgang rein medikamentös und stellt dann fest, daß der eine oder andere Patient auch mit einer rein medikamentösen Behandlung mit seinen Panikattacken gut zurechtkommt. Bei Patienten, die schon auf eine medikamentöse Therapie ansprechen, führt er keine Psychotherapie mehr durch.

Ernst: Nun wieder zurück zur Diagnostik. Das ist mein Anliegen. Was bieten wir an? Auch das gehört zur Angststörung, nämlich die soziale Phobie und die „public speaking disorder". Das interessiert uns ja meistens nicht, das Lampenfieber, die Sprechangst usw. Dort haben aus meiner Sicht – und so ist es ja auch beschrieben –

Propranolol mit 25–50 mg und nicht Atenolol, das gar nicht liquorgängig ist, ihre Berechtigung, meiner Ansicht und dem Literaturstudium nach wirklich nur dort. Sonst bringen nach den bisherigen Studien β-Rezeptoren-Blocker, die geprüft worden sind, keine Erleichterung bei der Angststörung hinsichtlich der Beschwerdeminderung.

Felber: Wir haben in Dresden genauso wenig Angststörungen gesehen. Ich habe das eigentlich immer für mich so erklärt, daß wir in der Psychiatrie einen solchen Aufnahmedruck hatten, uns letztlich nur auf die klassischen psychiatrischen Erkrankungen konzentrieren mußten und genau das Phänomen eben nicht beachtet haben, einfach nicht beachten konnten. Diese Störung müßte beim Internisten auftauchen. Für mich wäre das schon die Frage, ob Sie in Lübeck dem nachgegangen sind, ob Sie dort tatsächlich beim Internisten recherchiert haben. Ich fände das eine sehr interessante Fragestellung, ob die Angsterkrankung oder Panikstörung doch eine geographische Ungleichverteilung hat.

Dilling: Wir machen zur Zeit eine größere Studie. Herr Arolt und Mitarbeiter haben 400 Patienten in den anderen Kliniken, also bei den Internisten und Chirurgen, untersucht. Die psychiatrische Gesamtmorbidität ist dort sehr hoch und liegt bei etwa 50%. Natürlich sehen wir auch Angsterkrankungen und phobische Zustände, wenn auch mit 2% behandlungsbedürftiger Fälle weniger als erwartet; Panikattacken haben wir trotz großer Aufmerksamkeit nicht feststellen können. Überhaupt frage ich mich bezüglich der typischen sogenannten Panikattacken, ob diese sich nicht häufig sozusagen unter einer unspezifischen psychotherapeutischen Behandlung „auflösen".

Naber: Bei uns ist es stationär sicherlich genauso, daß Panikattacken äußerst rar sind. Aber die Frage geht jetzt an Herrn Hajak. In den USA wird ja z. B. berichtet, daß bei den Kardiologen 30–40% derjenigen, die katheterisiert werden, Panikpatienten sind.

Dilling: Die alte Herzphobie.

Naber: Ich habe schon den Eindruck, daß es nicht nur ein Nord-Süd-, West-Ost-, sondern auch ein transatlantisches Gefälle gibt. Diese 4% oder 6% würden mich, obgleich ich jetzt nicht die internistischen Gegebenheiten kenne, doch sehr erstaunen.

Hajak: Unsere Erfahrung ist eigentlich, daß sowohl wir als auch die Amerikaner recht haben. Wir vergessen, daß es im Bereich „Internpsychiatrie" eine Komorbidität gibt. Wenn wir Panikpatienten nach unseren Kriterien intensiv kardiologisch untersuchen, finden wir meistens doch einen organischen Befund. Bei einem 50jährigen, der etwas im Sinne einer Herzerkrankung hat, ist auch meist etwas zu finden. Wir ordnen dann unter Umständen die für uns ganz typische Symptomatik einer Panikerkrankung, auch mit Agoraphobie, aufgrund dieser organischen Symptomatik in Deutschland einer Herzerkrankung zu. Ich weiß nicht, wie das in Amerika ist.

Holsboer: Ich möchte verschiedene Punkte herausheben. Ich finde den Punkt sehr wichtig, daß es Schwierigkeiten bereitet, diese Panikerkrankungen zu diagnostizieren. Das dokumentiert auch eine Umfrage, die Pöldinger gemacht hat bei niedergelassenen Ärzten in der Schweiz. Da wurde gefragt, wie einfach es ihnen fällt, zwischen Angst und Depression zu differenzieren. 80% dieser niedergelassenen Ärzte haben angekreuzt, es fällt ihnen ausgesprochen schwer, zwischen Angsterkrankung und Depression zu differenzieren. Da sind beispielsweise Basel und München im Bereich der Depressionsbehandlung und -Fortbildung eigentlich einen sehr vorbildlichen Weg gegangen. Mit Hilfe der Bezeichnung „die larvierte Depression" als didaktischem Konzept gelang es, den niedergelassenen Kollegen zu vermitteln, wenn sich Patienten mit somatischen Symptomen präsentieren, daß da sehr wohl eine Depression dahinterstecken kann. Da haben Kielholz, Pöldinger und Hippius große Aufklärungsarbeit geleistet. Es ist vielen Patienten eine ausgiebige somatische Abklärung und Fehlbehandlung erspart geblieben, indem die Ärzte nämlich dafür sensibilisiert wurden, daß sehr wohl eine larvierte Depression vorliegen kann bei somatischen Symptomen. Ich habe den Eindruck, wir sind jetzt mit dieser Angsterkrankung, bzw. Panikerkrankung am gleichen Ort. Es ist jetzt auch wieder unsere Aufgabe, vielleicht in Form von Symptom-Check-Listen, und auf Fortbildungsveranstaltungen, weiterzugeben, daß es eine Panikerkrankung gibt. Wir sollten eine Sensibilisierung dafür erreichen, daß beispielsweise gerade solche Patienten, die zum Kardiologen gehen, nicht in jedem Fall einen sehr langen Abklärungsweg bis zum Herzkatheter durchmachen müssen wenn sie letzten Endes eine Angsterkrankung haben.

Freisleder: Wenn wir von Angstattacken sprechen, dann lohnt auch ein Blick zurück ins Entwicklungsalter. Hier bieten sich ganz interessante Einsichten, aber auch Therapiemöglichkeiten, die mit dem übereinstimmen, was hier gesagt wurde. Man könnte es auch als Art nächtliche Panikattacke bezeichnen, der Pavor nocturnus von Kindern in bestimmtem Alter, so zwischen 3 und 6 Jahren. Hier hilft übrigens auch, bewährt und in Studien überprüft, Imipramin. Dann gibt es auch wiederum entwicklungstypische Angstattacken in der Adoleszenz, in der Spätpubertät, vor allem bei Mädchen gehäuft. Da hat sich auch Imipramin bewährt.
Wir haben auch eine weitere Beobachtung gemacht, und zwar, daß auch Panikattacken eine fast jugendtypische Vorpostensymptomatik für Schizophrenien im Jugendalter sind.

Merksätze für die Praxis

THERAPIE VON ANGSTKRANKHEITEN

1. *Therapiewahl*
   - Antidepressiva sind für die Langzeitbehandlung der Panikerkrankung gut geeignet.
   - Benzodiazepine wirken im Gegensatz zu den Antidepressiva sofort anxiolytisch und eignen sich für die Akutherapie.
   - Die Kombination der Medikation mit kognitiver Verhaltenstherapie erhöht möglicherweise die Effizienz.

2. Therapieplan
   - Die Dosierung soll einschleichend erfolgen, vor allem bei den anticholinerg wirkenden Antidepressiva, um entsprechende Nebenwirkungen zu verringern.
   - Eine Kombination von Benzodiazepinen am Anfang der Therapie mit überlappendem Einsatz von Antidepressiva zur Langzeitbehandlung scheint vorteilhaft.
   - Als Therapiedauer wird wegen der hohen Rückfallgefährdung mindestens 6 Monate empfohlen. Nach guter klinischer Stabilisierung soll die Medikation ausschleichend reduziert werden.

Was sind Angsterkrankungen?
Statement zur aktuellen Situation

K. Ernst

In der Umsetzung der wissenschaftlichen Beiträge stellt sich mir die Frage, wie und was ist unseren Allgemeinmedizinern und Internisten als Hilfe anzubieten? Lassen Sie mich hinzufügen, daß wir in der DDR damals wohl kaum die sog. Angsterkrankung kannten, und ich selbst diese Diagnose stationär nicht sah bzw. stellte.

Was sind Angsterkrankungen? Nun, Angst ist ubiquitär. Hier soll jetzt nicht philosophisch zwischen Angst und Furcht unterschieden werden. Über das Wort „Jahrhundert der Angst" ist wohl nicht zu reden, weil es unsinnig ist. Galt früher die Agoraphobie als höherwertige Angststörung, ist nunmehr das Paniksyndrom in den Vordergrund getreten, also gegenüber dem hierarchischen Stufenmodell nach Klein spontane Angst – Erwartungsangst – Vermeidungsangst – Agoraphobie – anders gewichtet.

Man müßte jetzt erst einmal die Bemerkung zur Diagnostik stellen. Wir haben damals in Mitteldeutschland, in der DDR – ich kann es nur für unsere Region sagen, aber es gilt wahrscheinlich auch für das ganze Gebiet – diese Art der Klassifikation der Angstneurose-Aufteilung, nach der Einführung der DSM-III-R, überhaupt nicht gesehen. Wir haben sie nicht gekannt, u. a. weil es ein diagnostisches Konstrukt ist.

Die Frage, der wir uns hier widmen sollten, ist erst einmal die Frage der diagnostischen Zuordnung. Ich kenne keine Panikattacken als Krankheit. Ganz selten, vielleicht alle 2 Jahre einmal, sehe ich ein solches Syndrom in der Klinik. Ich kann deswegen auch recht wenig dazu sagen, praktisch nur aus der Literatur. Daß es angstgestörte Patienten gibt, ist überhaupt nicht zu bezweifeln. Ich habe mir erlaubt, einmal eine Telefonumfrage zu machen bei insgesamt 15 Ärzten in unserem Umkreis, davon 13 Ärzten für Allgemeinmedizin, die auch bei uns in der damaligen Weiterbildung Psychiatrie, wenn auch nur kurz, gehabt haben. Ferner habe ich auch 3 niedergelassene Internisten gefragt. Niemand weiß so recht bei uns: Was sind eigentlich Angsterkrankungen? Die Ärzte wissen, was Angst ist, und sie behandeln sie dementsprechend. Insofern haben wir sicherlich einen großen Nachholbedarf. Auf die Frage, wie behandeln Sie Angststörungen, wurden überwiegend von den befragten Ärzten, regional wohl sicherlich unterschiedlich, keine Antidepressiva genannt. Es wurden Benzodiazepine wie Diazepam und Alprazolam in der Akuität gegeben. Sonst wurden neben Opipramol grundsätzlich niedrig dosierte Neuroleptika (z. B. 1,5 mg Fluspirilen wöchentlich) mit zufriedenstellendem Erfolg, ohne hier auf Studien verweisen zu können, verabreicht. Zweifelsohne gibt es Studien jedenfalls für Imipramin, wenngleich auch weniger für den prophylaktischen Einsatz. Ist nur dieses Antidepressivum, zunächst ja auf diesem Gebiet als „Differentialdiagnostikum" benutzt, zu empfehlen? Clomipramin soll nach

Modigh und Mitarbeiter beim Paniksyndrom sogar wirkungsvoller sein. Sind nicht die neueren selektiven Wiederaufnahmehemmer ohne nennswerte anticholinerge Nebenwirkungen, wie z. B. Fluoxetin, Fluvoxamin usw., nicht ebenso empfehlenswert, besonders für die Praxis? Hinsichtlich eines zukünftigen Einsatzes von 5-HT-A1-Agonisten (z. B. Buspiron, Ipsapiron, Gepiron) bestehen wohl noch zu viele offene Fragen. Soll Moclobemid als derzeit wichtigster reversibler MAO-Hemmer nur bei bestimmten Angststörungsverläufen (z. B. generalisierte soziale Phobie) gegeben werden? Ich vermag aus eigenen Erfahrungen dazu nichts zu sagen, ebensowenig zur Komorbidität.

Folgen wir doch der IKK-10 (Kapitel V) mit seinen klinisch-diagnostischen Leitlinien, wobei Angst als Begleitsymptom anderer körperlicher und psychischer Erkrankungen nicht außer acht gelassen werden kann, wie z. B. bei

- Depression,
- schizophrenen Erkrankungen,
- körperlich begründbaren Störungen, wie z. B. bei Temperallappenepilepsien,
- körperliche Erkrankungen, wie z. B. Herz- und Stoffwechselerkrankungen,
- Demenzen und Verwirrtheitszustände,
- Folgestörungen von Drogenmißbrauch, Gewöhnung und Abhängigkeit.

Wir hatten bislang einen Teil dieser Syndrome als sog. Neurosen (zumeist phobische und depressive Neurosen) aufgefaßt und dementsprechend versucht, psychotherapeutisch zu beeinflussen. Im Vordergrund stand die tiefenpsychologisch fundierte, persönlichkeitskonzentrierte, dynamisch-intendierte Gruppenpsychotherapie, in Kombination mit Verhaltenstherapie (Exposition). Ohne letztere hätten wir gerade bei der Agoraphobie keine nennenswerten Remissionen erzielen können. Es ist zweifelsohne ein therapeutischer Fortschritt, geeignete Psychopharmaka – wie beispielsweise die klassischen Antidepressiva – besonders Imipramin – aus meiner Sicht aber auch mit gleichem Erfolg Clomipramin und die neueren selektiven Serotonin-Wiederaufnahmehemmer einzusetzen. Leider fehlen meines Wissens hier aber noch ausreichende Langzeitstudien. Mit Psychotherapie wird allein sicherlich kein umfassender Erfolg zu erzielen sein. Hier liegt u. a. die Frage, die zurückführt zur heutigen Zuordnung der Vielfalt der Angstzustände.

Was aber bieten wir in der Primärversorgung den Internisten oder Allgemeinmedizinern an? Man kann wohl davon ausgehen, daß in etwa 10% der Patienten mit Angst als Leit- bzw. Begleitsymptom ihren Arzt aufsuchen. Nach der Stichtagsprävalenz nach Liebowitz und Marks sind es sogar bis 22%, die behandelt werden müßten. Dies mag innerhalb der Psychiatrie nach der DSM-III-R vertreten werden können und für die Forschungssituation gut sein. Aber hilft sie zur diagnostischen Entscheidungsfindung in der Primärversorgung? Führt das vielleicht noch zu der Übernahme der entsprechenden Therapieempfehlungen, z. B. den irreversiblen MAO-Hemmer Phenelzin bei generalisierten sozialen Phobien einzusetzen usw.?

Aber ich glaube, wir sollten erst einmal zum Sachverhalt zurückkommen: Wie und was übermittle ich dem Internisten und dem Arzt für Allgemeinmedizin? Unsere Zerstrittenheit im psychiatrischen Sektor? Ich bin froh, daß die ICD 10 die Angsterkrankungen unter die neurotischen Störungen subsumiert, also doch noch immer etwas ätiologisch-

dynamisch orientiert ist gegenüber dem deskriptiv-syndromalen bis hin zum biologischen Konstrukt der übrigen Klassifikation.
Wissenschaftlich kann man als Fachspezialist alles in Klassifikationen zusammenfassen. Aber der Praktiker vor Ort – der Allgemeinmediziner oder Internist – kann diese wissenschaftlichen Konstrukte nicht umsetzen und daher auch Therapieempfehlungen nicht wirklich anwenden.

Therapie der Zwangssyndrome

Medikamentöse Therapie der Zwangskrankheit

D. Naber

Die Zwangskrankheit ist eine chronische Erkrankung des frühen bis mittleren Erwachsenenalters. Ungefähr 65% der Patienten zeigen die ersten Krankheitssymptome schon vor dem 25. Lebensjahr und weniger als 15% erst im Alter von 35 Jahren. Der Verlauf der Erkrankung ist zu Beginn in der Regel schleichend, im Durchschnitt vergehen 3-7 Jahre, bis der zwangskranke Patient erstmals einen Psychiater aufsucht (Goodwin et al. 1969). Weil die meisten kurzfristigen Behandlungsversuche wenig oder gar nicht erfolgreich sind, ist lange Jahre die Zwangskrankheit als weitgehend therapieresistent angesehen worden. Die Katamnesestudien der letzten Jahrzehnte aber zeigten, daß ca. 5-10 Jahre nach Erstuntersuchung 20-30% der Patienten weitgehend asymptomatisch, 30-40% gebessert und nur 30-40% unverändert waren (u. a. Goodwin et al. 1969).

In einer eigenen Untersuchung wurden alle 94 zwangskranken Patienten, die von 1978-1989 in der Psychiatrischen Universitätsklinik München in stationärer Therapie waren, angeschrieben und anhand eines Fragebogens um Auskunft zu Befinden, Arbeitsfähigkeit, Medikation, durchlaufene Psychotherapien etc. befragt. Außerdem wurde eine Fremdbeurteilung durch den derzeit behandelnden Arzt mit Einverständnis der Patienten eingeholt. Die Patienten selbst äußerten ihre aktuelle Befindlichkeit zu 64% als „gut bis sehr gut", zu 17% als „mittelmäßig" und zu 19% als „schlecht bis sehr schlecht". Die Arztbeurteilung relativiert diese günstige Selbstbeurteilung zwar etwas, 28% aber wurden als „gut" beurteilt, 45% als „mittelmäßig" und 27% als „schlecht bis sehr schlecht". Auch objektive Kriterien deuten einen relativ günstigen Verlauf an, immerhin waren 57% voll, 33% eingeschränkt arbeitsfähig und nur 10% arbeitsunfähig. Die Beziehung zwischen der durchlaufenen Therapie (Psycho-, medikamentös, Kombinationsbehandlung) und dem Verlauf der Zwangskrankheit war individuell sehr unterschiedlich, nur in wenigen Fällen konnte die Besserung auf eine bestimmte Therapie begründet werden. Die Daten müssen angesichts einer hohen Zahl von Patienten, die unbekannt verzogen waren (26%) oder die Antwort verweigerten (23%) und ganz besonders wegen der 4 Patienten, die sich suizidierten, vorsichtig interpretiert werden. Insgesamt aber zeigt sich in Übereinstimmung mit sonstigen Katamnesestudien für die meisten Patienten eine eher günstige Prognose (Naber u. Künlen 1992).

Insbesondere in den letzten Jahren zeigen sich nicht nur in der Verhaltenstherapie, sondern auch in der Pharmakotherapie deutliche Fortschritte in der Behandlung der Zwangskrankheit (Rapaport 1991). Von sehr unterschiedlichen psychotropen Substanzen (Antidepressiva, Benzodiazepine und auch Neuroleptika) wurde berichtet, daß Zwangskranke darunter eine Besserung erfahren. Mit Ausnahme der Antidepressiva-Studien leiden fast alle dieser Untersuchungen jedoch unter einer sehr geringen Fallzahl wie unter verschiedenen weiteren methodischen Problemen. Darüberhinaus ist zu berücksichtigen, daß bei chronischen Erkrankungen positive Einzelfallstudien wahrscheinlich häufiger veröffentlicht werden als Untersuchungen mit negativen Ergebnissen. Innerhalb der medikamentösen Therapie der Zwangskrankheit haben besonders die spezifischen Serotonin-Wiederaufnahmehemmer die besten Erfolge gezeigt.

Clomipramin

Erste positive Einzelfallberichte wurden bereits vor mehr als 20 Jahren veröffentlicht, seitdem hat sich die Überlegenheit von Clomipramin über Plazebo in zahlreichen doppelblind-kontrollierten Studien bestätigt. In den meisten Untersuchungen zeigte sich, daß die Wirkung auf die Zwangssymptome unabhängig ist vom Ausmaß eines depressiven Syndroms. Die größte und methodisch anspruchsvollste Untersuchung ist eine doppelblinde plazebokontrollierte multizentrische Untersuchung an über 500 ambulanten Patienten (Clomipramine Collaborative Study Group 1991). Über 10 Wochen wurden die Patienten entweder mit Clomipramin bis hin zu 300 mg/Tag oder mit Plazebo behandelt. Die Mehrheit der Patienten hatte minimale bis geringe depressive Symptome, keiner litt unter einer ausgeprägten Depression. Clomipramin senkte das Ausmaß der Zwangssymptome um 35–42%, unter Plazebo hingegen wurde die Symptomatik nur um 2–5% reduziert. Statistisch signifikante Unterschiede waren bereits nach einer Woche zu beobachten, eine klinisch relevante Verbesserung trat allerdings erst nach 6 Wochen auf. Die Verträglichkeit war bei den meisten Patienten gut, die häufigsten Nebenwirkungen waren ein trockener Mund und Schläfrigkeit, ein Patient erlitt einen Krampfanfall. Weniger als 10% der Patienten brachen die Clomipramin-Behandlung wegen Nebenwirkungen ab.

Während die Überlegenheit von Clomipramin gegenüber Plazebo in der Behandlung der Zwangskrankheit sehr gut dokumentiert ist, wurde in nur wenigen Studien das Clomipramin mit anderen Medikamenten verglichen. Deutlich wurde aber in diesen Studien, daß Clomipramin den Antidepressiva, die nicht spezifisch die Wiederaufnahme des Serotonins hemmen, deutlich überlegen ist (Ananth et al. 1981; Insel et al. 1983; Thorén et al. 1980; Zohar u. Insel 1987). So zeigte sich z. B. in einer Studie, daß das Clomipramin, aber nicht Nortriptylin (eine Substanz mit nur geringer Hemmung der Serotonin-Wiederaufnahme) signifikant besser ist als Plazebo in der Behandlung zwangskranker Patienten. Auch in zwei im „Crossover-Design" durchgeführten Untersuchungen war Clomipramin wirksamer als Desipramin, ein relativ spezifischer Noradrenalin-Wiederaufnahmehemmer. Diese Daten unterstützen die Hypothese, wonach speziell die Hemmung der Wiederaufnahme des Serotonins für die Wirksamkeit bei Zwangskrankheiten von Bedeutung ist.

Katamnesestudien mit längeren Intervallen ohne Medikation liegen bisher kaum vor, die wenigen entsprechenden Untersuchungen deuten aber weitgehend übereinstimmend an, daß innerhalb von 1–9 Monaten nach Absetzen des Clomipramins bei 70–80% der Patienten die Besserung abgeklungen ist bzw. die Zwangssymptomatik ihren alten Schweregrad wieder erreicht hat. Die Verhaltenstherapie scheint demgegenüber stabilere Langzeiteffekte zu haben. Die zu Beginn hohe Clomipramin-Dosis von bis zu 300 mg/Tag kann in der Langzeitbehandlung wahrscheinlich reduziert werden, nach vorläufigen Berichten ist eine Reduktion der Dosis von zu Beginn 270 ± 20 mg bis zu 165 ± mg ohne Wirkungsverlust möglich (Clomipramin- Collaborative Study Group 1991).

Andere Serotonin-Wiederaufnahmehemmer (Fluvoxamin, Fluoxetin)

In den letzten Jahren wurde auch die Wirksamkeit von anderen Serotonin-Wiederaufnahmehemmern, z. B. Fluvoxamin, Zimelidin, Sertralin und Fluoxetin, überprüft. Im Gegensatz zu Clomipramin zeigen diese Präparate keine signifikante Affinität zu histaminergen, cholinergen und alpha-adrenergen Rezeptoren. Insbesondere die Wirksamkeit des Fluvoxamins wurde bei zwangskranken Patienten in zahlreichen Untersuchungen geprüft. Schon in offenen Studien zeigte sich eine deutliche Wirksamkeit, die in mehreren doppelblinden plazebokontrollierten Studien bestätigt wurde (Goodman et al. 1989; Jenike et al. 1990; Perse et al. 1988). In allen Studien zeigte sich die ausgeprägte Wirkung wiederum unabhängig von dem Ausmaß des depressiven Syndroms. Die Wirksamkeit in Bezug auf die Zwangskrankheit des Fluvoxamins ist ungefähr vergleichbar mit der von Clomipramin, 43% zeigten eine deutliche Besserung. In einer weiteren Studie wurde bei 40 ambulanten Patienten über 8 Wochen die Wirksamkeit von Fluvoxamin mit Desipramin verglichen, beide Präparate wurden in einer Dosierung bis zu 300 mg/Tag verabreicht. Fluvoxamin war Desipramin signifikant überlegen. 52% der mit Fluvoxamin behandelten Patienten, aber nur 11% der Desipramin-Patienten zeigten eine klinisch relevante Besserung (Goodman et al. 1990). Deutliche Therapieerfolge traten nach 6–8 Wochen Behandlung ein.

Vom Fluoxetin gibt es einige offene Studien, die eine ähnliche Wirksamkeit wie die des Fluvoxamins oder des Clomipramins zeigen (u. a. Jenike et al. 1989). Eine Meta-Analyse offener Studien zum Vergleich zwischen Clomipramin (n = 31) und Fluoxetin (n = 72) zeigte eine etwas bessere Wirkung von Fluoxetin bzw. eine geringere Zahl von Nebenwirkungen. Darunter war Unruhe/Erregung bei 10–40% zu beobachten, milde gastrointestinale Beschwerden traten bei ca. 10% auf. Ähnliche Ergebnisse zeigte die bisher einzige kontrollierte Studie, in der Fluoxetin mit Clomipramin verglichen wurde (Pigott et al. 1990).
Auch für dieses Präparat zeigte sich in der Wirkung kein Unterschied zwischen depressiven und nichtdepressiven Patienten und ähnlich wie für das Clomipramin eine deutliche Verschlechterung nach Absetzen der Medikation.

Was ist ein wirksamer Behandlungsversuch?

Während zur Beurteilung der Wirkung für die Behandlung einer Depression eine Therapie von 4–6 Wochen im allgemeinen als ausreichend erachtet wird, sollte in der Behandlung der Zwangskrankheit das Medikament mindestens 10–12 Wochen verabreicht werden, bevor Wirksamkeit und Verträglichkeit des Präparats ausreichend beurteilt werden können.
Die Dosis ist im allgemeinen höher als für die Behandlung der Depression. Überraschenderweise vertragen die meisten zwangskranken Patienten bei allmählich ansteigender Dosierung die relativ hohe Dosis von z. B. 300 mg Clomipramin oder auch 300 mg Fluvoxamin ohne allzu häu-

fige oder ausgeprägte Nebenwirkungen. Gerade bei diesen Patienten, die ohne ausgeprägte Nebenwirkungen reagieren, ist eine derartig hohe Dosis anzustreben.
Während die Wirksamkeit in der Behandlung depressiver Syndrome häufig einem „alles oder nichts" Gesetz unterliegt, ist die Wirkung bei der Zwangskrankheit sehr häufig graduell bzw. objektiv nur gering ausgeprägt. Dennoch ist eine Behandlung, die einem Patienten erlaubt, z. B. sein morgendliches Ritual von 4 auf 2 h zu reduzieren, für ihn eine klinische äußerst relevante Besserung. Nur wenige zwangskranke Patienten reagieren auf eine Pharmakotherapie mit völliger Symptomfreiheit und zumindest ⅓ zeigt keine Besserung. Bei diesen sog. therapieresistenten Patienten sind folgende Therapieversuche indiziert:

Behandlungsversuche bei therapieresistenten Patienten

Ein erster Behandlungsversuch beinhaltet den Wechsel des Präparates von z. B. Clomipramin zu Fluvoxamin oder umgekehrt. Evtl. können auch zwei Serotonin-Wiederaufnahmehemmer kombiniert werden. So zeigte die Kombination von 25–50 mg Clomipramin mit 20–40 mg Fluoxetin bei 5 von 6 Patienten eine deutliche Besserung. Die Verträglichkeit war unter der Kombination besser als unter Clomipramin allein. Darüberhinaus wird durch Zugabe verschiedener Substanzen wie Lithium, Tryptophan, Buspiron oder Neuroleptika versucht, die Wirkung des Serotonin-Wiederaufnahmehemmers zu verstärken (s. Abb. 1).
Zumindest für einzelne, nicht nur depressive Patienten wurde gezeigt, daß die Zugabe von Lithium aufgrund der Verstärkung der serotonergen Wirkung therapeutisch wirksam ist. Kontrollierte Studien zeigten zwar für die Gesamtgruppe der Patienten keine deutliche Wirkung. Die zumindest bei einigen Patienten aber ausgeprägte Verbesserung sollte dennoch Grund genug sein, einen derartigen Behandlungsversuch zu unternehmen (McDougle et al. 1991; Pigott et al. 1991; Price et al. 1986).
Ähnlich verhält es sich mit der Zugabe der Aminosäure Tryptophan, dem Vorläufer des Serotonins. Auch hier zeigten Einzelfalldarstellungen eine gelegentlich positive Wirkung, die kontrollierten Studien aber waren überwiegend enttäuschend.
Obwohl Neuroleptika allein bei Zwangskranken kaum wirksam sind, profitierten in einer offenen Studie 9 von 17 therapieresistenten Zwangskranken von der Zugabe des Neuroleptikums Pimozid zu Fluvoxamin deutlich (McDougle et al. 1990). Weitere kontrollierte Studien dieser Kombinationstherapie sind aber nötig, bevor eine Langzeitbehandlung mit Neuroleptika und den entsprechenden Risiken wie einer Spätdyskinesie empfohlen werden können.
Auch der partielle Serotonin-Agonist Buspiron bewirkte in mehreren offenen Studien an 11–20 Patienten bei ca. 50% eine Besserung (Jenike et al. 1991a). Doppelblind-kontrolliert zeigte sich bei 16 Patienten nach zehnwöchiger Behandlung zwischen Buspiron und Plazebo zusätzlich zu Clomipramin kein signifikanter Unterschied, bei 4 Patienten aber war die Zwangssymptomatik um mehr als 25% reduziert (Pigott et al. 1992). Bei allen diesen verschiedenen medikamentösen Therapieversuchen ist eine Verhaltenstherapie weiterhin indiziert bzw. eine Kombination von Verhaltens- und medikamentöser Therapie anzustreben. Eine Behandlung mit Benzodiazepinen ist angesichts des Abhängigkeitsrisikos bei nur geringer therapeutischer Wirkung höch-

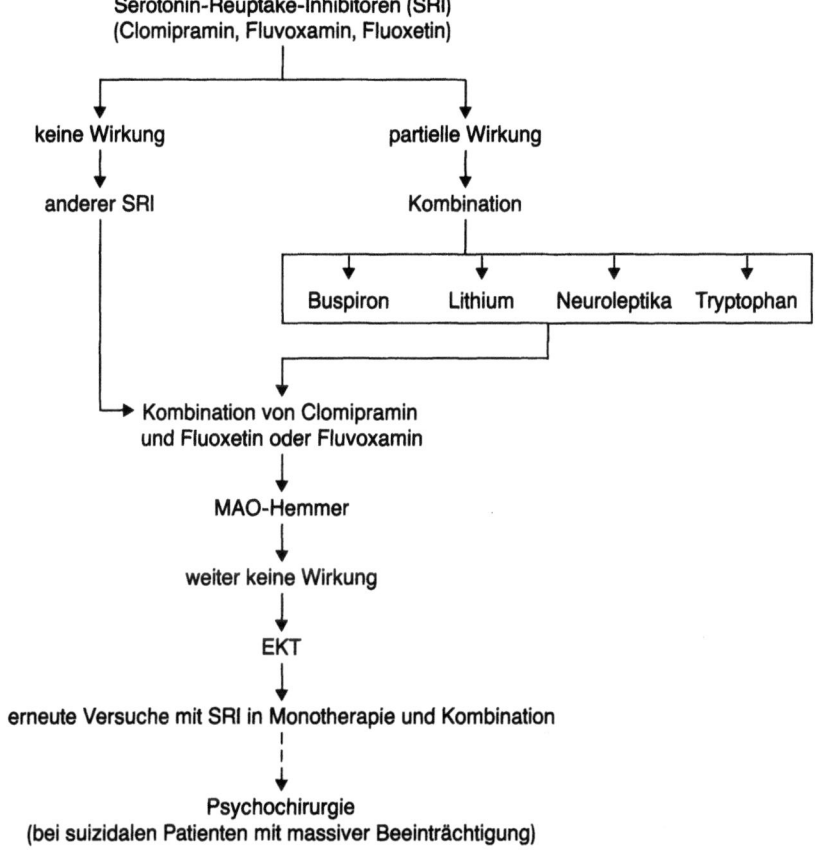

Abb. 1. Alogorithmus zur Behandlung der Zwangskrankheit

stens als kurzfristige Therapie bei einzelnen Patienten zu erwägen.

Wenn diese o. a. Therapien auch nach mehrfachen Versuchen wirkungslos sind, sollte zumindest gelegentlich, auch an eine Eletrokrampftherapie gedacht werden. Diese hat zumindest bei einigen Patienten deutliche und auch anhaltende Wirkungen gezeigt (Soyka et al. 1991). Als Ultima ratio, insbesondere bei suizidalen Patienten mit einem äußerst ausgeprägten und quälenden Zwangssyndrom, kommt schließlich noch die Psychochirurgie in Frage. Diese wird in Deutschland allerdings kaum noch praktiziert. Aktuelle Veröffentlichungen liegen nicht vor. In einer US-amerikanischen Arbeit zur Wirksamkeit einer Cingulotomie wurde berichtet, daß in den letzten 25 Jahren in Boston 33 Patienten operiert wurden. Bei Erhebung der Katamnese waren 6 Patienten verstorben, 4 durch Suizid. Von den 27 angeschriebenen Patienten antworteten 17, davon haben nach Urteil der Autoren 25-30% von der Operation profitiert (Jenike et al. 1991b).

Zusammenfassung

Die Zwangskrankheit ist lange als eine weitgehend therapieresistente chronische Erkrankung angesehen worden. In den letzten Jahren aber haben sich sowohl in der Pharmakotherapie wie auch in der Verhaltenstherapie deutliche Fortschritte ergeben. So zeigen mehr als die Hälfte der Patienten unter einer Behandlung mit Serotonin-Wiederaufnahmehemmern wie Clomipramin, Fluvoxamin oder Fluoxetin eine deutliche bis sehr deutliche Besserung. Antidepressiva, die überwiegend die Noradrenalin-Wiederaufnahme hemmen, sind hingegen weitgehend ohne Wirkung. In dieser Übersicht werden die Studien zur Wirkung und Verträglichkeit von Serotonin-Wiederaufnahmehemmern in der Zwangskrankheit kurz dargestellt, um praktische Anwendungsrichtlinien zu zeigen. Insbesondere werden auch die zusätzlichen Pharmaka wie Lithium, Buspiron, Tryptophan und Neuroleptika beschrieben, die bei therapieresistenten Patienten angewandt werden sollten.

Literatur

Ananth J, Pecknold JC, van den Steen N, Engelsmann F (1981) Double-blind comparative study of clomipramine and amitriptyline in obsessive neurosis. Prog Neuropsychopharmacol Biol Psychiatry 5:257–262

Clomipramine Collaborative Study Group (1991) Clomipramine in the treatment of patients with obsessive-compulsive symptoms. Arch Gen Psychiatry 48:730–738

Goodman WK, Price LH, Rasmussen SA, Delgado PL, Heninger GR, Charney DS (1989) The efficacy of fluvoxamine in obsessive compulsive disorder: a double-blind comparison with placebo. Arch Gen Psychiatry 46:36–44

Goodman WK, Price LH, Delgado PL, Palumbo J, Krystal JH, Nagy LM, Rasmussen SA, Heninger GR, Charney DS (1990) Specificity of serotonin reuptake inhibitors in the treatment of obsessive compulsive disorder: comparison of fluvoxamine and desipramine. Arch Gen Psychiatry 47:577–585

Goodwin DW, Guze SB, Robins E (1969) Follow-up studies in obsessional neurosis. Arch Gen Psychiatry 20:182–187

Insel TR, Murphy DL, Cohen RM, Alterman I, Kilts C, Linnoila M (1983) Obsessive compulsive disorder: a double-blind trial of clomipramine and clorgyline. Arch Gen Psychiatry 40:605–612

Jenike MA, Buttolph L, Ricciardi J, Holland A (1989) Open trial of fluoxetine in obsessive-compulsive disorder. Am J Psychiatry 146:909–911

Jenike MA, Hyman S, Baer L, Holland A, Minichiello WE, Buttolph L, Summergrad P, Seymour R, Ricciardi J (1990) A controlled trial of fluvoxamine in obsessive-compulsive disorder: implications for a serotonergic theory. Am J Psychiatry 147:1209–1215

Jenike MA, Baer L, Buttolph L (1991a) Buspirone augmentation of fluoxetine in patients with obsessive compulsive disorder. J Clin Psychiatry 52:13–14

Jenike MA, Baer L, Ballantine T, Martuza RL, Tynes S, Giriunas I, Buttolph ML, Cassem NH (1991b) Cingulotomy for refractory obsessive-compulsive disorder. A long-term follow-up of 33 patients. Arch Gen Psychiatry 48:548–555

McDougle CJ, Goodman WK, Price L, Delgado PL, Krystal JH, Charney DS, Heninger GR (1990) Neuroleptic addition in fluvoxamine-refractory obsessive-compulsive disorder. Am J Psychiatry 147:642–654

McDouble CJ, Price LH, Goodman WK, Charney DS, Heninger GR (1991) A controlled trial of lithium augmentation in fluvoxamine-refractory obsessive compulsive disorder: lack of efficacy. J Clin Psychopharmacol 11:175–184

Naber D, Künlen S (1992) Long-term development of obsessive-compulsive patients after psychiatric in-patient treatment. In: Hand J, Goodmann WK, Evers U (Hrsg) Zwangsstörungen. Neue Forschungsergebnisse. Springer, Berlin Heidelberg New York Tokyo, S 118–130

Perse TL, Greist JH, Jefferson JW, Rosenfeld R, Dar R (1988) Fluvoxamine treatment of obsessive-compulsive disorder. Am J Psychiatry 144:1543–1548

Pigott TA, Pato MT, Bernstein SE, Grover GN, Hill JL, Tokliiver TJ, Murphy DL (1990) Controlled comparison of clomipramine and fluoxetine in the treatment of obsessive-compulsive disorder. Behavioral and biological results. Arch Gen Psychiatry 47:926–932

Pigott TA, Pato MT, L'Heureux F, Hill JL, Grover GN, Bernstein SE, Murphy DL (1991) A controlled comparison of adjuvant lithium carbonate or thyroid hormone in clomipramine-treated patients with obsessive-compulsive disorder. J Clin Psychopharmacol 11:242-248

Pigott TA, L'Heureux F, Hill JL, Bihari K, Bernstein SE, Murphy DL (1992) A double-blind study of adjuvant buspirone hydrochloride in clomipramine-treated patients with obsessive-compulsive disorder. J Clin Psychopharmacol 12:11-18

Price LH, Charney DS, Heninger GR (1986) Variability of response to lithium augmentation in refractory depression. Am J Psychiatry 143:1387-1392

Rapaport JL (1991) Medikamentöse Behandlung der Zwangserkrankung. Nervenarzt 61:318-320

Soyka M, Niederecken M, Meyendorf R (1991) Erfolgreiche Behandlung eines therapieresistenten Zwangssyndroms durch Elektrokrampftherapie. Nervenarzt 62:448-450

Thorén P, Asberg M, Cronholm B, Jornestedt L, Träskman L (1980) Clomipramine treatment of obsessive-compulsive disorder I. A controlled clinical trial. Arch Gen Psychiatry 37:1281-1285

Zohar J, Insel TR (1987) Obsessive-compulsive disorder: psychobiological approaches to diagnosis, treatment and pathophysiology. Biol Psychiatry 22:667-687

Merksätze für die Praxis

MEDIKAMENTÖSE THERAPIE DER ZWANGSKRANKHEIT

1. Mehr als die Hälfte zwangskranker Patienten zeigt unter einer Behandlung mit Serotonin-Wiederaufnahmehemmern wie Clomipramin, Fluvoxam oder Fluoxetin eine deutliche bis sehr deutliche Besserung.

2. Die Dosierung sollte einschleichend und nur allmählich ansteigend erfolgen, die meisten Patienten zeigen aber deutliche Erfolge erst unter einer relativ hohen Dosierung. Der Erfolg einer medikamentösen Therapie ist frühestens nach 8–10 Wochen zu beurteilen, ein vorzeitiges Abbrechen der medikamentösen Therapie sollte nur bei klarer Unverträglichkeit erfolgen.

3. Wenn unter den o. a. Serotonin-Wiederaufnahmehemmern keine deutliche Reduktion der Symptome erfolgt, kann eine Kombination mit Buspiron, Lithium oder Neuroleptika erfolgreich sein. Auch ein Therapieversuch mit MAO-Hemmern ist angezeigt.

Zwangsstörungen

H. Dilling

Unter Zwangsstörungen versteht man *Gedanken* oder *Handlungen,* die sich immer wieder aufdrängen und ständige Wiederholung erfordern; wenn den Impulsen nicht nachgegeben wird, entstehen Ängste oder andere unangenehme Emotionen wie Schuldgefühle. Obwohl wir Zwang als ubiquitäres Symptom deklarieren und im Zusammenhang mit zahlreichen psychiatrischen Krankheitsbildern finden, sind diese Störungen doch letztlich bisher in vieler Hinsicht vernachlässigt worden. Erst in den letzten Jahren, mit der Einführung effektiver Therapiemethoden wie der Verhaltenstherapie und der medikamentösen Behandlung mit Serotonin-Wiederaufnahmehemmern, ist eine Wende zu beobachten. In diesem Sinne ist es vielleicht typisch, daß Definition und Darstellung der Zwangsstörungen auch in der neuen ICD-10 noch nicht sehr differenziert ausfallen (Weltgesundheitsorganisation 1991).

Über die *Häufigkeit* von Zwangsstörungen scheinen sich in den letzten Jahren neue Erkenntnisse zu ergeben. Wurden in früheren epidemiologischen *Bevölkerungsstudien* Zwangsstörungen in weit unter 1% der Fälle bei Untersuchungen von größeren Populationen gefunden – wir fanden in Oberbayern 0,1–0,2% als Prävalenz (Dilling et al. 1984; Fichter 1990) – so geht man heute „insbesondere nach der amerikanischen Epidemiological Catchment Area Study (ECA) (Myers et al. 1984), davon aus, daß Zwangsstörungen bei 1–2% der Bevölkerung vorkommen und somit zu den häufigeren Erkrankungen gehören, bei Frauen noch häufiger als bei Männern (Rasmussen u. Eisen 1992). Ich vermute, daß sich die Diskrepanz teilweise dadurch erklären läßt, daß man in den USA auch leichte und sehr leichte Zwangssyndrome mitgezählt hat.

Die erwartete große Häufigkeit im *Allgemeinkrankenhaus* ließ sich in einer kürzlich durchgeführten Studie nicht bestätigen. So fand Arolt (1992) unter 100 chirurgischen Patienten zwar 4 Patienten mit Phobien und Angststörungen, jedoch keinen mit einem Zwangssyndrom.

Die Angaben über die Häufigkeit von Zwangsstörungen unter den Aufnahmen *psychiatrischer Kliniken* liegt bei 0,1–0,8%. Dem entspricht die Aufnahmehäufigkeit in unserer eigenen Lübecker Klinik mit 0,2–0,3%, wie eine kürzliche Durchsicht unserer Dokumentation ergab. Die daraufhin erfolgende Analyse unserer Krankengeschichten zeigte klar, daß in den vergangenen 12 Jahren bei all den Fällen, die wir unspezifisch tagesstrukturierend ggf. mit Begleitmedikation behandelten, möglicherweise Besserungen im Allgemeinzustand, der begleitenden Depression usw. auftraten, die Zwangssymptomatik im ganzen jedoch unverändert weiterbestand. Erst die Anwendung von Verhaltenstherpaie in den letzten Jahren und die systematische Gabe von Clomipramin führte zu Besserungen, die uns bei der Chronizität der Störungen gelegentlich sogar überraschend vorkamen.

Tabelle 1. Zwangsgedanken, Zwangsimpulse, Zählzwang, Zwangshandlungen und -rituale, Kontrollzwänge

1. Erleben Sie, daß sich Ihnen immer wieder unbegründete Gedanken aufdrängen, und daß Sie diese häufig innerlich wiederholen müssen, z. B. Jemandem könnte etwas zustoßen?
2. Erleben Sie unangenehme bzw. peinliche innere Vorstellungen und Impulse, die sich Ihnen ohne willentliches Zutun aufdrängen, beispielsweise Jemandem Gewalt anzutun, obwohl Sie dieses nicht wollen?
3. Haben Sie einen inneren, unwiderstehlichen Drang, bestimmte Dinge zählen zu müssen?
4. Fühlen Sie sich gezwungen, bestimmte Handlungen, etwa Waschen und Säubern, häufiger als überlicherweise notwendig zu wiederholen, möglicherweise auch in bestimmter Reihenfolge?
5. Müssen Sie in Ihrer Umgebung öfter als erforderlich Kontrollen durchführen, etwa ob die Haustür verschlossen oder der Herd abgestellt ist oder ähnliches?

Nach frühen Ansätzen von Meyer (1966) haben wir insbesondere Marks (1987) beträchtliche Fortschritte in der *Verhaltenstherapie* der Zwänge zu verdanken. In Deutschland muß vor allem die Hamburger Arbeitsgruppe unter Hand (1987; 1992) genannt werden, die seit vielen Jahren die Institutionalisierung dieser Therapie erfolgreich betreibt.

Bei *Diagnostik* der Zwangsstörung kann beispielsweise das Hamburger Zwangsinventar in seiner Kurzform von Klepsch et al. (1992) verwendet werden. Diagnostisch muß vor Therapiebeginn abgeklärt werden, ob beispielsweise eine gegenwärtig vorhandene Depression primär oder sekundär ist, ob eine schizophrene Psychose vorliegt, ob der Patient unter einer Abhängigkeit leidet und ob eine Kontraindikation zur Exposition in vivo gegeben ist, etwa bei Herz- und Kreislauferkrankungen.

Sicherlich wird in vielen Fällen die Zwangsstörung übersehen. Es sollten also bei allen Patienten mit Depressionen und Ängsten entsprechende Fragen zu Zwangsstörungen gestellt werden, denn gerade diese Symptomatik ist bei den Patienten häufig tabuisiert (Tabelle 1). Depressionen sind sozial meist recht akzeptiert, Zwangsrituale dagegen haben häufig etwas Peinliches an sich.

Der *Psychoanalyse* verdanken wir zwar beträchtliche theoretische Einsichten, insbesondere natürlich in den Abwehrcharakter der Zwangssymptome als Mechanismen wie Reaktionsbildung, Isolierung, Regression und Ungeschehenmachen, therapeutisch aber konnten bisher keine ausreichenden Erfolge nachgewiesen werden, während bei der Verhaltenstherapie doch etwa in 50–80% dauerhafte Symptomreduktion oder Symptomfreiheit zu erwarten ist.

Die Therapie beginnt bereits mit der *Bedingungs-* und *Funktionsanalyse* der Hauptsymptomatik. Es wird die biographische Anamnese in allen Einzelheiten aufgenommen, die sozialen Fertigkeiten und Beziehungen des Patienten werden untersucht. Dabei sollte sich eine Vertrauensbeziehung zwischen Behandler und Patient bilden. Neben der Selbstbeurteilung werden die Angehörigen einbezogen und wenn möglich wird ein Besuch zu Hause vereinbart, um die Situation besser analysieren zu können, u. U. diese Analyse sogar überhaupt erst zu ermöglichen. Wichtig ist die Abschätzung der Motivation des Patienten und der Angehörigen, die Abschätzung, wie weit Eigen- und Fremdmotivation vorliegt; vergessen werden sollte auch nicht die Abschätzung der Motivation des Therapeuten in dem jeweils speziellen Fall.

Im Anschluß an diese 5–10 h dauernde Verhaltensanalyse sollten die Therapieziele des Patienten und des Therapeuten miteinander verglichen werden, und es sollte versucht werden, gemeinsame *Zieldefinitionen,* beispielsweise über zunächst anzugehende Bereiche, zu finden. Bedacht werden muß, daß in vielen Fällen die Reduktion der Symptomatik erst dann sinnvoll ist, wenn soziale Fertigkeiten zur Konfliktbewältigung aufgebaut sind, so daß die Symptomatik, die auch als „psychische Krücke" betrachtet werden kann, für den Patienten nicht mehr erforderlich ist (Klepsch et al. 1991).

Die eigentliche *Therapie* ist besser bei Zwangshandlungen als bei Zwangsgedanken durchzuführen. Zunächst zu den *Zwangsgedanken:* Seit vielen Jahren hat man die Methode des Gedankenstop verwendet, ohne daß nachgewiesen ist, ob Gedankenstop effektiv ist. Man kann bei Gedankenzwängen direkt und indirekt vorgehen, direkt, indem aversive Verfahren, beispielsweise das Übersättigungstraining („satiation"), angewendet werden. Hierbei werden die Patienten über einen längeren Zeitraum bis zur Angstreduktion in der Phantasie mit ihren Zwängen konfrontiert, entweder vom Therapeuten oder vom Patienten selbst verbalisiert; möglich ist auch die Vorführung der Zwangsgedanken durch eine Bandaufnahme. – Das indirekte Vorgehen zielt auf die Bewältigung der zugrunde liegenden Problembereiche und kann beispielsweise in Selbstsicherheitstraining bestehen.

Bei *Zwangshandlungen* hat sich als direktes Vorgehen die Reizkonfrontation, d. h. die Exposition in vivo bewährt. Der Patient wird hierbei mit seinem Zwang und der damit in Verbindung auftretenden Angst konfrontiert, seine Reaktion, d. h. die Durchführung der Zwänge wird aber verhindert. Wurden die Patieten von Victor Meyer noch dazu gezwungen, wenn auch mit freundlichen Worten, auf die Zwänge zu verzichten, so wird gegenwärtig von Hand und Mitarbeitern befürwortet, daß der Patient selbst Verantwortung übernimmt und unter Führung des Therapeuten jeweils den nächsten therapeutischen Schritt selbst mit entscheidet. Statt der klassischen Überflutung („flooding") mit dem höchsten Item, das also die größte Angst auslöst, neigt man jetzt dazu, den Patienten gestuft zu konfrontieren, so daß die Angstreduktion besser wirksam werden kann. Für diese Sitzungen sind recht lange Zeiten erforderlich, die Exposition in vivo sollte nach Hand (1992) nicht unter 2 h liegen. Es sind also zwei Bestandteile, die Angstreduktion unter der Exposition und die Reduktion der Rituale unter der Reaktionsverhinderung oder auch dem „Management" der Reaktionen. Beides muß zusammen durchgeführt werden, um die Therapie effektiv werden zu lassen. Es empfiehlt sich 2–3 Expositionssitzungen pro Woche durchzuführen, am besten ambulant, in der häuslichen Umgebung des Patienten, da sich hier der Therapieerfolg ja auch bewähren muß.

Diese direkten, symptomgerichteten Übungen können Einstieg, Ergänzung oder Mittelpunkt der Therapie sein. Entscheidendes Stück der Therapie, Mittelpunkt, sollten sie in den Fällen darstellen, in denen eine gute soziale Einbindung besteht. Als Einstieg kommen die direkten Übungen in Frage, wenn der Patient auf die Symptome fixiert ist und für ihn der psychosoziale Hintergrund in seiner negativen Funktion noch nicht so deutlich ist. – Hinzu können Maßnahmen kommen wie Tagebuch führen, Dauer der Zwangshandlung notieren etc.

Aus dem bisherigen ergibt sich, daß die heutigen verhaltenstherapeutischen Anschauungen somit neben den symptomgerichteten Übungen auch auf *Veränderung des sozialen Umfeldes,* der Beziehungen zu den nächsten Bezugspersonen, des sexuellen Verhaltens usw. gerichtet sind, um einen stabilen Therapieerfolg zu erzielen. Liegt hier der Schwerpunkt, so spricht man von indirekter Strategie, der Therapie am Symptom vorbei (Hand 1992).

Während der verhaltenstherapeutischen Behandlung sollte der Therapeut für den Patienten leicht erreichbar, beispielsweise, wenn erforderlich, täglich telefonisch zu sprechen sein. Wichtig ist es, die Patienten nach Beendigung der Behandlung noch mehrfach in längeren Abständen wieder einzubestellen, um zu beobachten, ob der Therapieerfolg stabil bleibt. Eine Verschlechterung muß als Signal für ungelöste Problembereiche, die noch zu bearbeiten sind, angesehen werden.

Zusammenfassend möchte ich feststellen, daß wir den Zwangssyndromen psychotherapeutisch heute nicht mehr so hilflos gegenüber stehen wie noch vor 10 oder 20 Jahren. Damals haben wir eine Übersicht publiziert (Dilling et al. 1971), in der neben den damals noch recht neuen Erfahrungen von Meyer (1966) mit seiner Methode der „Modification of expectations" eigentlich nur auf die Erfolge von Karl Leonhard und Viktor Frankl hingewiesen werden konnte. Kombiniert man heute dagegen die Psychotherapie mit den entsprechenden Antidepressiva, z. B. Clomipramin, so ist die Prognose von Zwangsstörungen gegenwärtig geradezu als günstig einzustufen. Als erfreulich betrachte ich, daß Verhaltenstherapie und psychodynamisches Verstehen sich in vieler Hinsicht im Verständnis der Störung angenähert haben und daß damit auch viele der früheren gegenseitigen Vorurteile gegenstandslos wurden.

Literatur

Arolt V (1992) Psychiatrische Morbidität und Behandlungsindikation bei chirurgischen Krankenhauspatienten: Erste Ergebnisse der Lübecker Komorbiditätsstudie. Abstrakt. Fortschr Neurol Psychiatr 60 (Sonderheft 2):223

Dilling H, Rosefeldt H, Kockott G, Heyse H (1971) Verhaltenstherapie bei Phobien, Zwangsneurosen, sexuellen Störungen und Süchten. Fortschritte der Neurologie, Psychiatrie und ihrer Grenzgebiete 39:293-344

Dilling H, Weyerer S, Castell R (1984) Psychische Erkrankungen in der Bevölkerung. Enke, Stuttgart

Fichter M (1990) Verlauf psychischer Erkrankungen in der Bevölkerung. Springer, Berlin Heidelberg New York Tokyo

Hand I (1981) Verhaltenstherapie und kognitive Therapie in der Psychiatrie. In: Kisker KP, Lauter H, Meyer J-E, Müller C, Strömgen E (Hrsg) Psychiatrie der Gegenwart, Bd 1. Springer, Berlin Heidelberg New York, S 277-306

Hand I (1992) Verhaltenstherapie der Zwangsstörungen. In: Hand I, Goodman WK, Evers U (Hrsg) Zwangsstörungen. Neue Forschungsergebnisse, Bd 5. Springer, Berlin Heidelberg New York Tokoyo, S 157-180

Klepsch R, Wlazlo Z, Hand I (1991) Zwänge. In: Meermann R, Vandereycken W (Hrsg) Verhaltenstherapeutische Psychosomatik in Klinik und Praxis. Schattauer, Stuttgart, S 111-140

Klepsch R, Zaworka W, Hand I, Lünenschloß K, Jauernig G (1992) Das Hamburger Zwangsinventar - Kurzform. Beltz, Weinheim

Marks IM (1987) Fears, Phobias and Rituals. Oxford University Press, Oxford New York

Meyer V (1986) Modification of expectations in cases with obsessional rituals. Behav Res Ther 4:143-147

Myers JK, Weismann MM, Tischler GL (1986) Six months prevalence of psychiatric disorders in three communities 1980-1982 Arch Gen Psychiatry 41:949-958

Rassmussen StA, Eisen JL (1992) The Epidemiology and Differential Diagnosis of Obsessive-Compulsive Disorder. In: Hand I, Goodman WK, Evers U (Hrsg) Zwangsstörungen. Neue Forschungsergebnisse, Bd 5. Springer, Berlin Heidelberg New York Tokyo, S 157-180

Weltgesundheitsorganisation (1991) Internationale Klassifikation psychischer Störungen. In: Dilling H, Mombour W, Schmidt MH (Hrsg) ICD-10 Kapitel V (F) klinisch-diagnostische Leitlinien. Huber, Bern

Diskussion zu den Beiträgen von D. Naber und H. Dilling

Hohagen: Gerade bei der Behandlung von Zwangspatienten ist es ganz besonders wichtig, auf die Möglichkeit der Kombination von Verhaltenstherapie und Antidepressiva, speziell Serotonin-Wiederaufnahmehemmern, hinzuweisen. Die Zwangserkrankung ist eine der sog. neurotischen Erkrankungen, wo wir ziemlich massive Hinweise auf neurobiologische Faktoren bei der Krankheitsentstehung haben. Insofern lohnt sich hier die Kombination besonders, vor allem wenn man sich noch einmal vor Augen führt, daß die Zwangsstörung die Erkrankung mit der niedrigsten Plazebo-Responder-Rate ist. Wir haben bei Angsterkrankungen, bei Schlafstörungen, sogar bei den Depressionen hohe Plazebo-Responder-Raten, 25% oder mehr, bei der Zwangserkrankung nicht. Hier ist die Plazebo-Responder-Rate praktisch gleich null. Insofern denke ich, daß da wirklich die medikamentöse Behandlung noch einmal eine ganz entscheidende Verbesserung bringen kann, auch wenn sie nicht zur Remission führt, sondern nur in der Regel, wenn man sich die ganze Literatur anschaut, zu einer Reduktion von ca. 50% der Symptomatik. In der Regel zeigen die Patienten weiterhin eine Restsymptomatik, können aber wesentlich besser damit leben, sind wieder arbeitsfähig, sind in ihren sozialen Bereichen wesentlich erfolgreicher oder integrierter und haben deutlich von der Behandlung profitiert.

Kinze: Die Zwangsbehandlung – die im Kindesalter, mit dem Beginn des Schulalters eigentlich relativ häufig ritualisierte Handlungen darstellen, die den Erwartungsängsten irgendwo vorbeugen sollen – sind meistens nicht in einem Ausmaß vorhanden, daß sie zur stationären Behandlung führen, sie werden aber gar nicht so selten in der Ambulanz vorgestellt. Die Therapiemaßnahmen gehen natürlich auch wieder meistens in Richtung Milieutherapie, auch Verhaltensstrukturierung bis hin zu einer direkten Verhaltenstherapie. Das Clomipramin ist ja bis zum 6. Lebensjahr zugelassen, so daß wir auch damit eine Möglichkeit haben, medikamentös zu behandeln. Aber mich würde noch einmal interessieren, wie die Zwangserkrankungen der Jugendlichen und Erwachsenen sich ins Kindesalter zurückverfolgen lassen oder eben auch nicht.

Dilling: Es muß ja nicht Zwang sein in der Kindheit, sondern es kann ja eine Primordialsymptomatik aufgetreten sein und später dann der Zwang kommen. Es könnte folgendermaßen verlaufen: Unruhezustände, Ängstlichkeit, Zurückziehen, Ängste und dann später Zwang.

Ernst: Ich verweise hier auf die epidemiologische Studie aus Würzburg von Osterheider mit einem Beginn der Symptome im Mittel um 21,9 Jahren, wobei erstmalige Zwänge um das 11. Lebensjahr zurückzuverfolgen waren.

Rüther: Es wurde immer so sehr selbstverständlich davon gesprochen, daß die Serotonin-Wiederaufnahmehemmer diejenigen sind, die die besten Ergebnisse bringen. Sie sind aber nur gegen wenige Stubstanzen getestet, z. B. gegen Desipramin, nicht jedoch gegen Amitriptylin oder Doxepin.
Wir wissen nicht, wie die wirken. Die Erfahrung zeigt, daß sedierende Antidepressiva gute Erfolge zeigen. Wir haben auch Neuroleptika eingesetzt und auch Clozapin und haben da auch gute Wirkungen gesehen.
Das Zweite, was ich sagen möchte, ist ein Bericht von einer jetzt bei uns laufenden

Studie. In Göttingen gab es die Psychochirurgie. Damals vor etwa 20 Jahren hat man Zwänge in großem Stil behandelt. Wir untersuchen diese Patienten jetzt nach. Alle von denen, die wir bis jetzt gesehen haben – das ist ein Drittel von den Fällen –, hatten schon in der frühen Kindheit Symptome, von denen man jetzt im nachhinein denken könnte, daß das schon Vorstufen von Zwängen sind. Man muß bedenken, daß es ausgewählte Patienten sind. Alle von diesen Patienten hatten durch diese Operation eine geringe Erleichterung, wenige eine sehr deutliche Erleichterung im ersten Jahr. Zwei Drittel von denen, die wir jetzt untersucht haben, sind erheblich gebessert, so daß sie auch resozialisierbar waren. Keiner von diesen Patienten, die ich jetzt gesehen habe, war symptomfrei. Alle hatten aber ein psychopathologisches Syndrom, das ich jetzt nicht im einzelnen beschreiben kann, das ich bisher noch nicht gesehen habe. Ich nenne das jetzt einmal eine affektive Inkonsistenz. Die kann man besonders beschreiben. Aber sie waren, wenn man sie fragte, zu einem großen Teil, natürlich aus vielen Gründen, von dieser Operation überzeugt, waren aber alle der Meinung, alleine hätte die Operation nicht die gute Wirkung gezeigt.

Freisleder: Kurz noch zu der Zurückverfolgung ins Kindes- und Jugendalter. Man sollte vielleicht noch einmal unterscheiden, daß eine Tendenz zu ritualisierten Handlungen gerade bei kleinen Kindern etwas durchaus Entwicklungstypisches ist, was sehr normal ist. Andererseits haben Zwangssyndrome, vor allem wenn sie schwerer sind und noch vor der Adoleszenz beginnen, insgesamt eine schlechte Prognose.

Hippius: Ich glaube, das sind so ein paar Punkte, die doch den Allgemeinärzten vermittelt werden können. Einmal, daß an Zwangshandlungen überhaupt gedacht werden muß. Taucht ein Verdacht auf, muß sehr genau exploriert werden, da Zwangshandlungen tabuisiert sind und nicht mitgeteilt werden. Entschließt man sich zu einer Behandlung, dann soll nicht gesagt werden, daß bei einer Zwangsneurose – wie die Praktiker das nennen – Psychopharmaka nicht indiziert sind. Zum anderen muß bedacht werden, daß auch entwicklungstypisch durchaus Zwangssymptome auftreten und daß man daher nicht gleich bei jedem Kind daran denkt, vielleicht eine medikamentöse Behandlung einzuleiten. Es darf aber nicht vergessen werden, daß von der Kinder- und Jugendpsychiatrie auf die schlechte Prognose von Zwangshandlungen hingewiesen wird, die am Beginn bis Ende der zweiten Dekade auftauchen. Hier besteht dann die Gefahr des Übergangs in schizophrene Psychosen.

Schmauss: Es gibt Hinweise in der Literatur, daß Zwangssyndrome, vor allem, wenn sie mit phobischem Verhalten oder Panikattacken einhergehen, relativ gut auf Monoaminooxidase-Hemmer ansprechen. Es handelt sich dabei zwar nur um kasuistische Berichte und nicht um kontrollierte Studien, dieser Hinweis erscheint mir aber wichtig.

Felber: Noch eine Frage zur Komorbidität bzw. Verwicklung mit der Tic-Krankheit bis hin zum Tourette-Syndrom. Die Tic-Störung oder das Tourette-Syndrom würde man ja primär mit einem Butyrophenon-Präparat behandeln, während damit im hohen Grade verbundene Zwangssymptome am ehesten mit Antidepressiva mit vor allem serotonerger Wirkung anzugehen sind. In Marbella, Spanien, ist vor einigen Tagen (European College of Neuropsychopharmacology, 18.–21.10.92) von Frau Montgomery ein fließend ineinander übergehendes Spektrum hinsichtlich Symptomatik und Therapie dargestellt worden, was ich in dem Zusammenhang interessant finde. Es besagt vereinfacht: Wenn mehr Zwang besteht, dann Therapie mit Antidepressiva; wenn mehr Tic besteht, dann Therapie mit Neuroleptika, speziell Haloperidol.

Hohagen: Bei der medikamentösen Behandlung von Zwangspatienten muß man erstens darauf achten, daß die Dosierungen höher sind, verglichen mit der Behandlung depressiver Patienten. Wir geben bis zu 300 mg bei den Zwangspatienten, und diese Dosierung wird in der Regel gut vertragen. Außerdem muß ausreichend lange behandelt werden, denn die Wirklatenz ist noch größer als bei den Depressionen. Oft dauert es 6–8 Wochen bis das Medikament wirkt. Zweitens würde ich vorsichtig sein bei der Kombination mit anderen Substanzen, die auch auf das serotonerge System wirken, wie z. B. Lithium, das eine präsynaptische Serotoninfreisetzung bewirkt oder Tryptophan. Hier besteht die Gefahr, ein serotonerges Syndrom zu provozieren. Das Dritte ist, daß es eine Untergruppe von Zwangspatienten gibt, die ausgesprochen gut auf Neuroleptika anspricht. Dies sind vor allem Patienten, die sich nicht unbedingt von der Unsinnigkeit ihrer Zwangsvorstellungen distanzieren können.

Dilling: Ich habe unter Neuroleptika massive Verschlechterungen gesehen und unter Clomipramin eben sehr gute Besserungen.

Merksätze für die Praxis

ZWANGSSTÖRUNGEN

1. Diagnostisch ist vor Therapiebeginn abzuklären, ob eine Depression oder Psychose zugrunde liegt, oder ob der Patient unter einer Abhängigkeit leidet oder eine körperliche Erkrankung, z. B. eine Herz-Kreislauf-Erkrankung, vorliegt.

2. Bei allen Patienten mit Depressionen und Ängsten sollten entsprechende Fragen zu Zwangsstörungen gestellt werden.

3. Gute Therapieerfolge werden durch eine Kombination von Psychotherapie mit Antidepressiva erzielt.

Behandlung von Depressionen

Aktuelle Aspekte zur Rückfallverhütung depressiver Erkrankungen

W. Felber

Einleitung

Neben immer wieder sich anhäufendem neuen Aktualwissen über Nebenwirkungen, Verabreichungsformen und Spezialfragen bzgl. z. B. Schwangerschaft, Stillperiode, Interaktionen u. a. gibt es zwei Gründe, sich mit einem modernisierten Verständnis von Rückfallverhütung depressiver Erkrankungen aktuell zu beschäftigen.

1. In den letzten Jahren konnten neue Erkenntnisse gewonnen werden hinsichtlich langzeitiger Therapie affektiver Erkrankungen. Das betrifft einerseits die Anwendung von Carbamazepin, welches sich innerhalb der letzten 10 Jahre etabliert hat als neue Substanz mit dem angesprochenen Spektrum; andererseits haben in den letzten 5 Jahren Eigenschaften des Lithiums zu Beobachtungen geführt, die dessen Anwendung, insbesondere bei suizidal gefährdeten depressiven Patienten, besonders herausfordern. Von daher findet gegenwärtig eine Neukalibrierung von Wirkfeldern der sog. „Normothymotika" statt, in die auch Antidepressiva unter neuem Aspekt mit einzubeziehen sind.
2. Dazu ist zu berücksichtigen, daß die Diagnostik antidepressiver Therapie mittels neuerer Diagnoseinventare sich in den letzten Jahren (DSM-III, DSM-III-R) und nochmals ganz aktuell (ICD-10 seit Januar 1993) so erheblich verändert haben, daß darin liegende Potenzen und Verluste neu überdacht werden müssen. Ganz besonders sind davon die Langzeitkonzepte antidepressiver Therapie betroffen. In hohem Maße ist die Behandlung eines depressiven Syndroms zur Domäne ambulanter Therapie und dabei eine solche des praktischen Arztes geworden. Geht es aber um wiederholte depressive Zustände, muß sowohl differenziert entschieden werden, welche diagnostische Qualität bei solchen Erkrankungen vorliegt und welche therapeutischen Konzepte sich daraus ergeben. Eine klare Trennung zwischen sog. neurotischen und sog. endogenen Depressionsformen ist primär diagnostisch nicht mehr selbstverständlich. Dabei können die o. g. Medikamente problematische Fragen der Auswahl aufwerfen, wenn die Response nach längerem Verlauf vielleicht unbefriedigend bleibt; es muß daneben aber auch der Stellenwert individueller Psychotherapie, Familientherapie oder anderer alternativer Überlegungen einbezogen werden. Mit diesen Fragen ist spätestens der versierte Psychiater gefordert, der allerdings die enge Zusammenarbeit mit dem Hausarzt pflegen sollte. Zu letzterem besteht seitens des Patienten immerhin ein Kontakt mit Vertrauensvorschuß, welcher bei drohender Suizidalität als Signalfunktion entscheidend sein kann.

Lithium

Lithium und die Lithiumtherapie gehören heute zu den bestdokumentierten Medikamenten bzw. Methoden, wozu es auch sehr übersichtliche, rasch überschaubare Darstellungen gibt (Schou 1991). Eine neue Aktualität der Lithiumbehandlung, die sich auf jüngste Beobachtungen hinsichtlich Mortalität und besonders Suizidalität richtet (z. B. die Intentionen der „International Group for the Study of Lithium-Treated Patients" – IGSLI –; s. Müller-Oerlinghausen 1992) und im Zusammenhang mit Untersuchungen zum Serotoninstoffwechsel zu sehen ist, läßt eine zusammenfassende Darstellung sinnvoll erscheinen. Daneben sollen neuere Hinweise zu praktischen Fragen der Anwendung von Lithium angesprochen werden.

Die erhöhte Mortalität von manisch-depressiven Patienten ist in Stichproben seit langem bekannt. Sie basiert auf der erhöhten Suizidsterblichkeit, die bei 12–15% der Patienten liegt, und einem erhöhten Risiko von kardiovaskulären Erkrankungen. Erst in jüngster Zeit nun konnte gezeigt werden, daß eine konsequente langzeitige Behandlung mit Lithium diese Mortalität auf das Niveau senken kann, was jeweils durch die altersabhängige Lebenserwartung repräsentiert wird (Ahrens u. Müller-Oerlinghausen 1990). Ganz besonders mehren sich Mitteilungen, welche eine signifikante Senkung des Suizidrisikos in langzeitigen Beobachtungen speziell betreuter Lithiumpatienten bestätigen (Lange et al. 1989; Müller-Oerlinghausen et al. 1992; Kyber et al. 1992). In ganz überraschender Weise konnten diese Ergebnisse erstmals im prospektiven Design der MAP-Studie kürzlich bestätigt werden (Thies-Flechtner 1992). In dieser methodisch sehr exakt kontrollierten Studie wird über 3–5 Jahre der prophylaktische Effekt von Lithium, Carbamazepin und Antidepressiva untersucht. Einzig in der Lithiumstichprobe, die zahlenmäßig die am umfangreichsten vertretene ist, kam es in der gesamten Beobachtungszeit weder zu einem Suizid noch zu einem Parasuizid, während in der kleineren Carbamazepin-Gruppe 5 Parasuizide und 4 Suizide und in der noch kleineren Antidepressiva-Gruppe 5 Suizide auftraten. Diese Studie ist noch nicht beendet, weshalb es sich um vorläufige, wenn auch nicht zu widerrufende Ergebnisse handelt. Jedenfalls deuten sich unverkennbare therapeutische Konsequenzen an, die in jede Entscheidung praktischen Handelns in Zukunft eingehen werden: Patienten der diagnostischen Gruppierung „Affektive Störungen", bei denen mit suizidalem Risiko zu rechnen ist, werden in besonderem Maße danach zu überprüfen sein, ob frühzeitig eine Lithiumbehandlung indiziert ist.

Die damit in Zusammenhang stehenden Fragen nach dem theoretischen Hintergrund bzw. pathophysiologischen Mechanismus (s. Müller-Oerlinghausen 1985) und die schwierigen Entscheidungsprozesse zum Suizidrisiko (s. Felber 1993b) können hier nur genannt werden.

Aus der Gefahr, daß mit einer solchen Indikationskonkretisierung oder -ausweitung ein übertrieben gesteigerter Einsatz von Lithium zumal bei suizidgefährdeten Hochrisikopatienten erfolgt, sollten rechtzeitig die praktischen Handlungskonsequenzen bei der Lithiumtherapie neuerlich hinsichtlich ihrer Standards überdacht werden. Dazu zählen u. a.:

– Einrichtung von Spezialambulanzen für die Betreuung von Lithiumpatienten;
– einschleichende Langsameinstellung auf Lithium, um die initiale Nebenwirkungsrate zu senken;

- Orientierung auf niedrigere Lithiumspiegel um 0,5–0,8 mval/l im Serum;
- überwiegend einmalige Applikation pro Tag bei Retard-Präparaten oder zweimalige Applikation von Normalpräparaten, um die Konzentrationsfähigkeit der Nieren nicht zu gefährden;
- Erarbeitung einer neuen Indikationsstellung für die Lithiumbehandlung auf der Grundlage der ICD-10;
- Umgang mit Lithium in der Schwangerschaft, Stillperiode, bei körperlichen Erkrankungen und Operationen in enger Absprache mit den Spezialambulanzen.

In einer jetzt präsentierten größeren Multicenter-Studie an 850 Patienten (Felber 1993a) wurde auf viele dieser Fragen unter modernen Gesichtspunkten ausführlich eingegangen.

Carbamazepin

Es ist ein wenig das Schicksal von Carbamazepin hinsichtlich seiner prophylaktischen Potenzen bei affektiven Erkrankungen, stets nach und hinter Lithium zu rangieren. Zur Zeit seiner Einführung in die Therapie affektiver Erkrankungen in Deutschland, welche ganz wesentlich durch die Arbeitsgruppe um Wunderlich Ende der 70er Jahre begann (Wunderlich et al. 1982), war Lithium bereits so etabliert und bezüglich seiner Wirksamkeit dokumentiert, daß es ethische Fragen aufwarf, ein anderes, offensichtlich auch wirksames, aber noch nicht abgesichertes Mittel vor dem Einsatz von Lithium anzuwenden. So blieben stets die Lithium-Nonresponder für die Carbamazepin-Behandlung, wodurch dessen Wirksamkeitsdokumentation sehr erschwert wurde.

Erst durch die noch nicht abgeschlossene MAP-Studie (Multicenter-Studie Affektive Psychosen) unter der Leitung von W. Greil deuten sich, so viel kann man schon sicher sagen, Ergebnisse bezüglich rezidivprophylaktischer Wirksamkeit bei monopolar-, bipolar-depressiven und bei schizoaffektiven Erkrankungen an, die denen von Lithium annähernd vergleichbar sind, bei letzteren möglicherweise auch etwas überlegen (Greil 1992). Allein die Suizidproblematik ist unter besonderem Aspekt zu betrachten (s. oben). So kann festgestellt werden, daß die rezidivprophylaktische Wirksamkeit von Carbamazepin heute so etabliert ist, daß es als Alternative zur Lithiumbehandlung, wo diese aus speziellen Gründen nicht möglich ist, empfohlen werden kann.

Wegen seiner kurzen Halbwertszeit hat sich beim Carbamazepin in stärkerem Maße die Applikation von Retard-Präparaten durchgesetzt, was die Wirksamkeit sicher fördert. Zu beachten sind eine Reihe von Nebenwirkungen, die besonders in der Einstellungsphase unter Kontrolle sein müssen und gut zu dokumentieren sind. Eine Behandlung sollte nur noch unter laufender Beobachtung der Serumkonzentration vorgenommen werden.

Antidepressiva

Freyhan (1959) hat bereits frühzeitig darauf hingewiesen, daß die langzeitige Gabe von Antidepressiva einen rückfallverhütenden Effekt macht. Es blieb aber erst den 70er und schließlich den 80er Jahren vorbehalten, diese Wirkung gegen Plazebo und Lithium methodisch aufwendig nachzuweisen. Heute kann davon ausgegangen werden, daß die Wirksamkeit für die meisten gängigen Trizyklika und für MAO-Hemmer gut dokumentiert ist und weitere ständig hinzukommen. Antidepressiva können damit als Alternative in der Rezidivprophylaxe affektiver Erkrankungen gelten. Dabei ist zu beachten, daß sie keine neuerlichen manischen Phasen zu verhindern vermögen. Die noch ungeklärte Frage, ob sie solche provozieren können, erscheint angesichts der wenig berechenbaren Spontanverläufe eher fraglich. Angst (1987) hat erst kürzlich wieder darauf hingewiesen, in welch hohem Maße auch im späteren Verlauf bei sog. monopolaren Depressionen immer noch mit dem Erstauftreten von manischen Episoden zu rechnen ist.

Die dabei notwendige Antidepressiva-Dosis kann regelhaft als die fortzuschreibende therapeutische Dosis unter der Aktualbehandlung definiert werden, wobei die sehr hohen amerikanischen Empfehlungen (150–300 mg) in unserem Raum eher nicht erreicht werden. Stets muß die Intensität der Nebenwirkungen Maßstab sein für Therapie und Compliance.

Zwar im Zusammenhang damit stehend, aber nicht gleichzusetzen ist die sich durchsetzende Empfehlung, nach Beendigung einer depressiven Episode die antidepressive Pharmakotherapie 3–6 Monate fortzusetzen, um ein Frührezidiv (oder das Wiederauftauchen der Depressionssymptomatik?) besser kontrollieren zu können.

Weitere Stoffe bzw. Methoden zur Rückfallprophylaxe von Affektpsychosen (Valproat, EKT, Schlafentzug, Betablocker, Rubidium u. a.) sind bis heute nicht so untersucht, daß sie weiterempfohlen werden können.

Psychotherapie

Im Sinne der mehrdimensonalen Pathogenese depressiver Erkrankungen ist auch oder gerade im Sinne der Rückfallprophylaxe Psychotherapie angezeigt, welche in modernen Kliniken und ambulanten Behandlungen nicht mehr wegzudenken ist. Vulnerabilität, Krankheitsverarbeitung und Familiendynamik sind die Ziele, aus denen Indikationen erwachsen. Im Sinne des Kindling-Modells sind beide Seiten der Depressionsauslösung – die endogene Bereitstellung und die psychogene Auslösefunktion – gut verständlich zu machen. Die Vermeidung der herkömmlichen Begrifflichkeit „neurotische Depression" vs. „endogene Depression" in den diagnostischen Manualen macht das auch deutlich.

Verhaltenstherapie, kognitive Psychotherapie, Interpersonale Psychotherapie und gelegentlich Familientherapie sind die am meisten erfolgreich angewandten Methoden bei der Depressionsbehandlung. Ihre Kombinierbarkeit auch mit somatischen Methoden ist gerade bei letzterer konzeptionell verankert.

Literatur

Ahrens B, Müller-Oerlinghausen B (1990) Einfluß der Lithiumprophylaxe auf die Mortalität von affektiven Psychosen. In: Lungershausen E, Kaschka WP, Witkowski RJ (Hrsg) Affektive Psychosen. Schattauer, Stuttgart New York, S 334–337

Angst J (1987) Verlauf der affektiven Psychosen. In: Kisker KP, Lauter H, Meyer JE, Müller C, Strömgren E (Hrsg) Psychiatrie der Gegenwart, 3. Aufl, Bd 5: Affektive Psychosen. Springer, Berlin Heidelberg New York Tokyo, S 115–133

Felber W (1993a) Rezidivprophylaxe affektiver Erkrankungen mit Lithium. Multicenter-Studie Lithiumtherapie bei 850 Patienten. Roderer, Regensburg

Felber W (1993b) Typologie des Parasuizids. Suizidale Gefährdung, taxonomische Auswirkung, katamnestisches Ergebnis. Roderer, Regensburg

Freyhan FA (1959) The evaluation of compensatory therapy with drugs in modern psychiatric practice. In: Bradley PB, Deniker P, Radou-

co-Thomas C (eds) Neuro-psychopharmacology. Elsevier, Amsterdam, p 227
Greil W (1992) Vergleichende Untersuchung von Lithium vs. Carbamazepin als Prophylaxe bei Patienten mit affektiven Psychosen: Ergebnisse einer nationalen multizentrischen Studie (MAP). Vortr. Symposium „Ziele und Ergebnisse der medikamentösen Prophylaxe affektiver Psychosen", Psychiatrische Klinik u Poliklinik, FU Berlin, 14.11.1992
Kyber A, Felber W, König L (1992) Does lithium prevent suicides and suicidal attempts? Pharmacopsychiatr 25:108
Lange E, Heisig W, Felber W, König L (1989) Ergebnisse der Lithium-Rezidivprophylaxe affektiver Psychosen. Psychiatr Neurol Med Psychol 41:476–484
Müller-Oerlinghausen B (1985) Lithium long-term treatment – does it act via serotonin? Pharacopsychiatry 18:214–217
Müller-Oerlinghausen B (1992) Die IGSLI-Studie zur Mortalität Lithium-behandelter Patienten. Vortr. Symposium „Ziele und Ergebnisse der medikamentösen Prophylaxe affektiver Psychosen", Psychiatrische Klinik u Poliklinik, FU Berlin, 14.11.1992
Müller-Oerlinghausen B, Müser-Causemann B, Volk J (1992) Suicides and Parasuicides in a high-risk group on an off lithium long-term medication. J Aff Disord 25:261–270
Schou M (1991) Lithium-Behandlung der manisch-depressiven Krankheit. Informationen für Arzt, Patient und Angehörige, 3. Aufl. Deutsch von Albrecht J, Drochner R und Müller-Oerlinghausen B. Thieme, Stuttgart New York
Thies-Flechtner K (1992) Suizide und Parasuizide bei Patienten unter Lithium- bzw. Carbamazepin-Prophylaxe. Ergebnisse aus der MAP-Studie. Vortr. Symposium „Ziele und Ergebnisse der medikamentösen Prophylaxe affektiver Psychosen", Psychiatrische Klinik u Poliklinik, FU Berlin, 14.11.1992
Wunderlich H-P, Neumann J, Grünes JU (1982) Carbamazepin (Finlepsin®) bei manisch-depressiven Erkrankungen. Dtsch GesundhWesen 37:1471

Merksätze für die Praxis

AKTUELLE ASPEKTE ZUR RÜCKFALLVERHÜTUNG
DEPRESSIVER ERKRANKUNGEN

1. Die Lithiumrezidivprophylaxe affektiver Erkrankungen ist unter dem neuen Aspekt suizidverhütender Therapie das Mittel der ersten Wahl bei suizidalen Hochrisiko-Patienten.

2. Die Alternativen Carbamazepin und Antidepressiva können als therapeutisch gesichert gelten und haben jeweils spezielle Anwendungsbereiche.

3. Im Sinne der Ganzheitstherapie erscheint parallele Psychotherapie für einen größeren Teil affektiv Erkrankter auch rückfall-prophylaktisch wirksam.

4. Das praktische Vorgehen bei Langzeitbehandlungen ist am besten durchzuführen in Spezialambulanzen; mindestens eine enge Zusammenarbeit mit dem Hausarzt erfüllt die Forderung nach weiterer Therapieoptimierung.

Antidepressiva in der Akutbehandlung depressiver Syndrome

M. Schmauss

Indikation

Die vorrangige Indikation für eine Therapie mit Antidepressiva stellen depressive Syndrome unterschiedlichster Ätiologie dar. Während es sich jedoch für neuroleptische Behandlungen als sinnvoll erwiesen hat, klinische Indikationen an Zielsymtomen oder -syndromen anstatt an nosologischen Klassifikationen auszurichten, wird diese Vorgehensweise für den klinischen Gebrauch der Antidepressiva immer wieder kontrovers diskutiert. So charakterisiert Kielholz (1972) zwar aufgrund klinischer Erfahrung die Antidepressiva nach ihrer bevorzugten Wirkung auf bestimmte Zielsymptome wie „psychomotorische Hemmung", „vital depressive Verstimmung" oder „psychomotorische Erregung", kontrollierte klinische Studien können unterschiedliche therapeutische Profile der Antidepressiva bisher jedoch kaum bestätigen (Bielski u. Friedel 1976; Morris u. Beck 1974). Dabei ist jedoch durchaus in Betracht zu ziehen, daß die derzeitige klinisch-psychiatrische Methodologie und die bisher vorliegenden Studien vielleicht an sich vorhandene Unterschiede im Wirkprofil einzelner Antidepressiva nicht ausreichend darstellen können.
Auch nach Entwicklung der Antidepressiva der zweiten Generation (Mianserin, Maprotilin, Trazodon, Viloxazin, Fluvoxamin, Fluoxetin, Paroxetin, Moclobemid und 5-Hydroxytryptophan) bleibt festzuhalten, daß es bisher keine Substanz gibt, die den ursprünglichen trizyklischen Antidepressiva in ihrer therapeutischen Wirksamkeit überlegen ist (Beckmann 1983; Shopsin et al. 1981). Die Wirksamkeit der neueren Antidepressiva ist im Vergleich zu den Trizyklika weniger gut untersucht, insbesondere mangelt es an plazebokontrollierten Studien. Da es in letzter Zeit immer problematischer geworden ist, plazebokontrollierte Studien durchzuführen, wurden die neueren Antidepressiva fast ausschließlich mit trizyklischen Referenzsubstanzen verglichen. Die Aussagekraft solcher Vergleichsstudien ist aber aus verschiedenen methodischen Gründen (Maier u. Benkert 1987) begrenzt. Antidepressiva der zweiten Generation werden häufig wegen ihrer meist besseren Verträglichkeit in der ambulanten Therapie depressiver Syndrome eingesetzt. Bei einigen dieser Substanzen erscheint jedoch eine ausreichende antidepressive Wirksamkeit bei schweren Depressionen, wie sie zum Teil bei stationär behandelten Patienten vorliegen, noch nicht völlig geklärt.

Auswahl des Antidepressivums

Da die Prädiktorforschung trotz großer Anstrengung bisher keine zuverlässige Voraussage ermöglicht hat, welches Antidepressivum im Einzelfall die höchste Erfolgschance hat, muß die Auswahl des

Tabelle 1. Checkliste bei Behandlungsbeginn. (Aus Möller et al. 1989)

1a)	Welches Präparat hat dem Patienten früher geholfen?		früher erfolgreiches Präparat jetzt zuerst versuchen
1b)	Jetziger Querschnittsbefund?	ängstlich-agitiert oder suizidal	Amitriptylin-Typ[1]
		vital-depressiv verstimmt oder psychomotorisch gehemmt	Imipramin-Typ[2]
1c)	Kontraindikationen für Trizyklika? (Voruntersuchungen!)		Antidepressiva der zweiten Generation[3], partieller Schlafentzug, EKT

[1] z. B. Amitriptylin, Doxepin
[2] z. B. Imipramin, Dibenzepin, Clomipramin, Maprotilin
[3] z. B. Mianserin, Trazodon

Tabelle 2. Initiale Sedierungspotenz der Antidepressiva

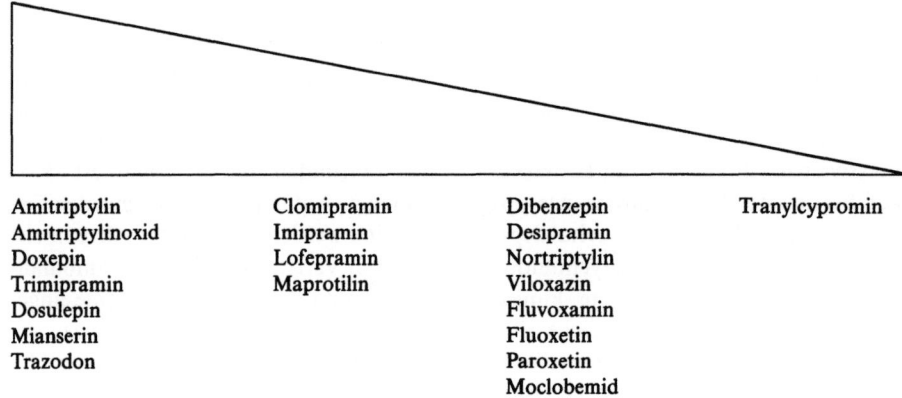

Amitriptylin	Clomipramin	Dibenzepin	Tranylcypromin
Amitriptylinoxid	Imipramin	Desipramin	
Doxepin	Lofepramin	Nortriptylin	
Trimipramin	Maprotilin	Viloxazin	
Dosulepin		Fluvoxamin	
Mianserin		Fluoxetin	
Trazodon		Paroxetin	
		Moclobemid	

ersten Antidepressivums häufig der individuellen Erfahrung des behandelnden Arztes überlassen bleiben. Um die Auswahl dennoch nicht völlig zufällig treffen zu müssen, sind in Tabelle 1 einige Auswahlkriterien genannt, die eine Orientierungshilfe darstellen können.

So hat ein Antidepressivum, mit dem der Patient in früheren depressiven Phasen erfolgreich behandelt wurde, auch bei einer erneuten Phase in der gleichen Dosierung und Applikationsart eine erhöhte Erfolgswahrscheinlichkeit und sollte deshalb zunächst als das Medikament der ersten Wahl eingesetzt werden.

Neben der Behandlungsvorgeschichte ist auch der psychopathologische Querschnittsbefund der aktuellen Phase ausschlaggebend für die Auswahl des Antidepressivums, da trizyklische Antidepressiva – bei weitgehend identischer antidepressiver Wirksamkeit – gewisse Unterschiede hinsichtlich ihrer sedierenden Eigenschaften aufweisen (Tabelle 2). So richtet sich die Wahl des zu verordneten Antidepressivums in der Praxis nach der

Tabelle 3. Compliance-Faktoren. (Aus Laux 1992)

Patient	Medikament	Arzt	Sonstiges
Alter	Anzahl	Persönlichkeitsstruktur	Allg. präventive Aufklärungsarbeit
Geschlecht	Dosierung	Rezeptiermodus	Modetrends
Persönlichkeitsstruktur	Beipackzettel	Aufklärungsarbeit	Beratung in der Apotheke
Krankheitsbild/ Leidensdruck	Nebenwirkungen	Therapiekontrolle	Teilinformation und Verunsicherung
Erwartungen	Wirksamkeit		Rückrufe von Medikamenten
soziale Situation	Farbe/Größe/ Form/Geschmack		

Ausprägung von Schlafstörungen, psychomotorischer Erregung, Angst und vor allem nach dem Grad der Suizidalität. Sind diese Symptome ausgeprägt, sind in erster Linie die initial stärker sedierend und anxiolytisch wirkenden Antidepressiva vom Amitriptylintyp in Betracht zu ziehen. Sind die beschriebenen Symptome leichter oder nicht vorhanden, können auch weniger sedierende Antidepressiva wie Nortryptilin oder Dibenzepin eingesetzt werden. Die initiale Sedierungspotenz und Anxiolyse von Imipramin, Clomipramin, Lofepramin oder Maprotilin nehmen hierzu eine Mittelstellung ein (Beckmann 1981). Bei Suizidalität sind antriebssteigernde Antidepressiva in der Regel kontraindiziert, da sie durch ihre Antriebssteigerung Suizidhandlungen möglicherweise eher noch erleichtern können.

Das Prinzip, Trizyklika als Antidepressiva der ersten Wahl zu verwenden, muß beim Vorliegen von Kontraindikationen für Trizyklika relativiert werden. Woggon (1987) führt an, daß das wichtigste Kriterium für die Auswahl eines Antidepressivums sein Nebenwirkungsprofil darstelle. So sind anticholinerg wirkende Antidepressiva bei Patienten mit bestehenden Überleitungsstörungen im EKG, Glaukom, Pylorusstenose, Prostatahypertrophie und Harnverhalten zu vermeiden. Gleiches gilt auch für Patienten, von denen anamnestisch eine starke Empfindlichkeit gegenüber der anticholinergen Wirkkomponente bekannt ist. Hier sind dann die besser verträglichen neueren Antidepressiva (Maprotilin, Mianserin, Trazodon, Viloxazin, Fluvoxamin, Fluoxetin Paroxetin, Moclobemid und 5-Hydroxytryptophan) in Betracht zu ziehen. Diese Antidepressiva der zweiten Generation werden auch häufig bei der ambulanten Behandlung leichterer Depressionen als Mittel der ersten Wahl eingesetzt. Es läßt sich vermuten, daß ihre allgemein bessere Verträglichkeit zu einer Verbesserung der Compliance ambulant behandelter depressiver Patienten beitragen könnte (s. Tabelle 3). Dabei darf allerdings nicht übersehen werden, daß die Antidepressiva der zweiten Generation zwar keine anticholinergen, zum Teil aber andere unangenehme Nebenwirkungen – so z. B. Übelkeit bei selektiven Serotonin-Wiederaufnahmehemmern – und sogar schwerwiegende andere Nebenwirkungen haben, die in wenigen Fällen bereits zur Rücknahme des Präparats vom Markt geführt haben.

Prien (1988) betont, daß es nicht zu rechtfertigen sei, ein trizyklisches Antidepressivum einem anderen Trizyklikum hinsichtlich seiner klinischen Wirksamkeit vorzuziehen. Ausschlaggebend für die Wahl eines Antidepressivums sei die Medikamentenanamnese des Patienten, das Nebenwirkungsprofil der Substanz und die Vertrautheit des Arztes mit einzelnen Antidepressiva. Möller et al. (1989) führen an, daß es insbesondere für den in der klinischen Psychopharmakologie weniger Erfahrenen empfehlenswert sei, bei der praktischen Depressionsbehandlung sich auf 2–3 Trizyklika zu beschränken, mit ihnen ausreichend klinische Erfahrungen zu sammeln und sie – je nach syndromatologischer Ausgestaltung der Depression – als Antidepressiva der ersten Wahl einzusetzen. Erst bei Therapieresistenz bzw. beim Vorliegen besonderer Umstände (Nebenwirkungen, Alter, Kontraindikationen für Trizyklika) sollten darüber hinaus die noch weniger gut untersuchten Antidepressiva der zweiten Generation oder die MAO-Hemmer eingesetzt werden.

Abgesehen von der Behandlungsvorgeschichte und dem syndromatologischen Querschnittsbefund konnten bisher keine weiteren Prädikatoren gefunden werden, die bei der spezifischen Auswahl eines Antidepressivums hilfreich sind. Die bisher durchgeführten Prädiktoruntersuchungen (Bielski u. Friedel 1976; Woggon 1983; Möller et al. 1987) ergaben lediglich, daß vor allem die Diagnose einer endogenen Depression einen Prädiktor für das Ansprechen auf trizyklische Antidepressiva darstellt und daß die Erfolgswahrscheinlichkeit einer Antidepressiva-Behandlung mit der Zahl bereits durchgemachter depressiver Phasen abnimmt. Biochemische Prädiktoren wie der MHPG-Spiegel im Urin (Maas 1975), der 5-HIAA-Spiegel im Liquor (Asberg et al. 1981), der Dexamethason-Suppressionstest (DST) (Arana et al. 1985), elektrophysiologische Prädiktoren, wie z. B. EEG-Veränderungen nach der ersten Infusion eines Antidepressivums (Fähndrich 1983), oder klinische Prädiktoren wie das Ansprechen auf eine Schlafentzugsbehandlung (Fähndrich 1986) sind noch nicht ausreichend untersucht, um für die tägliche Praxis Relevanz erlangen zu können.

Akuttherapie

Die miteinander in Verbindung stehenden Konzepte der Akut- und Erhaltungstherapie mit Antidepressiva gehen auf die frühen 60er Jahre zurück. Durch das hohe Rückfallrisiko depressiver Erkrankungen nach plötzlichem Absetzen der Antidepressiva alarmiert, betonten verschiedene Kliniker die Wichtigkeit einer Erhaltungstherapie mit Antidepressiva über mehrere Monate nach völligem Abklingen eines depressiven Syndroms (Oltman u. Friedman 1964; Seager u. Bird 1962). Der Begriff „Akuttherapie" wurde für die initiale Beeinflussung depressiver Symptome verwandt, der Terminus „Erhaltungstherapie" wurde herangezogen, um die Fortsetzung der antidepressiven Behandlung nach völligem Abklingen der depressiven Symptome zu beschreiben.

Im folgenden soll zunächst zur Akuttherapie mit Antidepressiva Stellung genommen werden, wobei sich die Darstellung dieser Therapie an den im DSM-III-R aufgeführten Depressionsformen orientiert:

1. Die endogene Depression – „major depression" with melancholic features (DSM-III-R).

2. Die Episode einer „major depression – major depression without melancholic features" (DSM-III-R).
3. Die psychotische (wahnhafte) Depression – „major depression with psychotic features" (DSM-III-R).
4. Die atypische Depression – „atypical depression" (DSM-III-R).

Therapie der endogenen Depression

Trizyklische Antidepressiva sind die Mittel der ersten Wahl bei endogenen Depressionen. Aufgrund zahlreicher plazebokontrollierter Doppelblindstudien erscheint die Wirksamkeit trizyklischer Antidepressiva für die endogene Depression bewiesen. So haben Klein et al. (1981) methodisch einwandfrei durchgeführte Doppelblindstudien von Imipramin versus Plazebo zusammengefaßt und festgestellt, daß 70–80% der mit Imipramin und nur 20–40% der mit Plazebo behandelten Patienten eine klinische Besserung zeigten. Zu einem ähnlichen Ergebnis kamen Klerman u. Cole (1965), die bei 65% der mit Imipramin und 32% der mit Plazebo behandelten Patienten ein befriedigendes Therapieergebnis sahen. Morris u. Beck (1974) haben alle bis einschließlich 1972 veröffentlichten kontrollierten Studien zusammengefaßt, in denen trizyklische Antidepressiva mit Plazebo verglichen wurden. Sie konnten zeigen, daß Imipramin, Desipramin, Protryptilin, Amitriptylin und Doxepin bei 65–70% aller Patienten Plazebo überlegen waren, sich zwischen den einzelnen trizyklischen Antidepressiva jedoch keine Differenz in der globalen antidepressiven Wirksamkeit feststellen ließ. Bielski u. Friedel (1976) stellten bei der Durchsicht einer Reihe kontrollierter Studien fest, daß sich vor allem die Diagnose einer endogenen Depression als ein Prädiktor auf ein günstiges Ansprechen auf trizyklische Antidepressiva erwies. Avery et al. (1983) und Nelson u. Charney (1981) betonen ebenfalls, daß typische endogene Symptome wie psychomotorische Gehemmtheit, Anhedonie, Appetit- und Gewichtsverlust und frühmorgendliches Erwachen einen positiven Prädiktor für ein günstiges Ansprechen auf trizyklische Antidepressiva darstellen.

Die Verordnung von Monoaminoxidasehemmern (MAO-Hemmern) hat seit ihrer Einführung in die Therapie depressiver Symptome unterschiedliche Phasen durchlaufen. Obwohl generell als wirksame Antidepressiva anerkannt, wurden sie bei der Behandlung endogener Depressionen als schwächer wirksam im Vergleich zu trizyklischen Antidepressiva angesehen (Pare 1985; Paykel 1979; Tollefson 1983). Neuere Untersuchungen weisen jedoch darauf hin, daß MAO-Hemmer in genügend hoher Dosierung in der Behandlung endogener Depressionen eine den trizyklischen Antidepressiva vergleichbare Wirksamkeit besitzen (Robinson et al. 1985; McGrath et al. 1986). Robinson et al. (1985) betonen sogar, daß endogen-depressive Patienten mit Panikattacken besser auf MAO-Hemmer ansprechen als auf trizyklische Antidepressiva.

Die Wirksamkeit von Antidepressiva der zweiten Generation bei der Behandlung endogener Depressionen ist in einer Reihe von Doppelblindstudien gegen trizyklische Antidepressiva untersucht worden (Übersicht: Beckmann 1983). Dabei wurden meist keine Wirksamkeitsunterschiede nachgewiesen. Die Aussagekraft dieser Vergleichsstudien ist aber, wie bereits dargestellt, aus verschiedenen methodischen Gründen begrenzt (Möller 1985). Insgesamt ist die Wirksamkeit der Antidepressiva der zweiten Generation weniger gut untersucht, insbesondere mangelt es an plazebokontrollierten Studien sowie an Studien an schwerst depressiven, stationär behandlungsbedürftigen Patienten. Es erscheint bei einigen Antidepressiva der zweiten Generation darüber hinaus immer noch unklar, ob sie auch bei schweren depressiven Syndromen, wie sie zum Teil bei stationär behandelten Patienten vorliegen, ausreichend wirksam sind. Antidepressiva der zweiten Generation werden vor allem wegen ihrer besseren Verträglichkeit in der ambulanten Therapie depressiver Syndrome eingesetzt und tragen dort auch auf Grund ihrer geringeren Nebenwirkungen zu einer verbesserten Compliance der Patienten bei.

Therapie einer Episode einer „major depression"

Episoden einer „major depression", die nicht dem klassischen Konzept der endogenen Depression entsprechen, also z. B. neurotische Depressionen mit schwer depressiver Symptomatik, sind ebenfalls sinnvoll mit Antidepressiva behandelbar. Für die Therapie mit Trizyklika, MAO-Hemmern und Antidepressiva der zweiten Generation gelten die gleichen Gesichtspunkte, die im vorstehenden Abschnitt bei der Therapie der endogenen Depression dargestellt wurden.

Therapie der psychotischen (wahnhaften) Depression

Die ätiologische Zuordnung psychotischer Depressionen wird seit langem kontrovers diskutiert. So sehen u. a. Guze et al. (1975) und Quitkin et al. (1978) die psychotische Depression als eine besonders schwere Form der endogenen Depression, während Glassmann u. Roose (1981) sie als eigenständige klinische Entität betrachten.

Spiker et al. (1985) haben 16 bisher veröffentlichte Studien zur Wirksamkeit trizyklischer Antidepressiva bei der Behandlung psychotischer Depressionen zusammengefaßt. Sie stellten fest, daß nur 32% der insgesamt 377 Patienten mit wahnhaften Depressionen auf eine Behandlung mit trizyklischen Antidepressiva – vornehmlich Imipramin oder Amitriptylin – ansprachen. Es gibt verschiedene offene und auch eine kontrollierte Studie, die darauf hinweisen, daß die Kombination eines trizyklischen Antidepressivums mit einem Neuroleptikum bei der Behandlung wahnhafter Depressionen wirksamer ist als eine Monotherapie mit einem trizyklischen Antidepressivum alleine (Kaskey et al. 1980). So zeigte die kontrollierte Studie von Spiker et al. (1985), daß die Kombination von Amitriptylin und Perphenazin bei 78%, Amitriptylin alleine bei 41% und Perphenazin alleine bei 19% der wahnhaften depressiven Patienten zu einem therapeutischen Erfolg führte.

Therapie der atypischen Depressionen

Während der vergangenen 30 Jahre wurde der Begriff atypische Depression verwandt, um verschiedenste psychopathologische Zustandsbilder zu beschreiben. Während das DSM-III die atypische Depression lediglich als Ausschlußdiagnose für Personen mit depressiven Syndromen beschreibt, die nicht als eine typische oder eine andere spezifische affektive Störung oder als Anpassungsstörung diagnostiziert werden können, so wurde von Liebowitz et al. (1984) ein interessanter und verheißungsvoller Ansatz zur Definition dieser Depressionsform entwickelt. Sie faßten die Konzepte von West u. Dally (1959), Ravaris et al. (1980) und Klein et al. (1981) zusammen und entwickelten operationalisierte Kriterien für die Diagnose einer atypischen Depression. Die Hauptcharakteristika dieser Störung stellen dabei die Auslenkbarkeit der Stimmung während der depressiven Episode, das Gefühl, ständig mißverstanden und abgelehnt zu werden, sowie ein vermehrter Appetit und eine verlängerte Schlafdauer dar.

West u. Dally (1959) berichteten erstmals, daß MAO-Hemmer bei der Behandlung „nicht endogener" oder „atypischer" Depressionen einen größeren therapeutischen Erfolg zeigen als bei der Behandlung endogener Depressionen. Diese Befunde wurden von verschiedenen anderen Autoren bestätigt (Davidson et al. 1982; Liebowitz et al. 1984; Ravaris et al. 1976), andere Untersuchungen konnten jedoch keine Vorteile der MAO-Hemmer in der Behandlung atypischer Depressionen aufzeigen (Giller et al. 1982; Ravaris et al. 1980; Zisook et al. 1985). Quitkin et al. (1976) haben alle plazebokontrollierten Studien mit MAO-Hemmern zusammengefaßt und festgestellt, daß diese Substanzen in adäquater Dosierung einen – besonders bei der Behandlung atypischer Depressionen – eindeutigen antidepressiven Effekt zeigen. Im allgemeinen wird eine Dosis von 60–90 mg Phenelzin oder 20–40 mg Tranylcypromin als notwendig erachtet, um eine zufriedenstellende antidepressive Wirksamkeit zu erzielen (Pare 1985).

Neuere kontrollierte Studien haben MAO-Hemmer, trizyklische Antidepressiva und Plazebo in der Behandlung atypischer Depressionen verglichen. Zwei dieser Studien (McGrath et al. 1986; Ravaris et al. 1980) stellten fest, daß Amitriptylin und Phenelzin gleich wirksam und daß die Substanzen Plazebo überlegen waren. In beiden Studien zeigten Patienten mit zusätzlichen Angst- und Paniksymptomen jedoch eher eine Besserung auf MAO-Hemmer. In der dritten Untersuchung (Liebowitz et al. 1984) zeigten atytisch Depressive, die auch unter Panikattacken litten, eine dramatische Besserung unter Behandlung mit dem MAO-Hemmer Phenelzin. Phenelzin war bei diesen Patienten dem trizyklischen Antidepressivum Imipramin und auch Plazebo deutlich überlegen. Atypisch Depressive ohne Panikattacken reagierten nicht gut auf medikamentöse Behandlungsversuche, die Erfolgsrate der medikamentösen Behandlung lag hier unter 50%.

Zusammenfassend kann festgestellt werden, daß Patienten, die unter einer atypischen Depression leiden, entweder mit MAO-Hemmern oder mit trizyklischen Antidepressiva behandelt werden sollten (Übersicht: Schmauss u. Erfurth 1989). Patienten, die im Rahmen ihrer atypischen Depression zusätzlich unter Angst oder Panikattacken leiden, scheinen besonders gut auf eine Behandlung mit MAO-Hemmer anzusprechen (Pare 1985; Tollefson 1983). Nies u. Robinson (1982) zeichnen sogar ein typisches Symptomprofil für die Patienten, die von einer Therapie mit einem MAO-Hemmer besonders profitieren (Tabelle 4).

Erhaltungstherapie

Eine antidepressive Therapie ist zunächst auf jeden Fall bis zum völligen Abklingen eines depressiven Syndroms durchzuführen. Nach erfolgreicher Therapie sollte das Antidepressivum jedoch nur dann sehr langsam über Wochen abgesetzt werden, wenn es sich um eine Ersterkrankung handelt (Schmauss 1985). Bei bekannten wiederholten Phasen ist eine Erhaltungstherapie von 6–12 Monaten angezeigt. Klerman (1978) weist darauf hin, daß durchschnittlich 65% aller Patienten innerhalb von 12 Monaten nach Abklingen einer depressiven Phase ohne antidepres-

Tabelle 4. Typisches Symptomprofil für Responder auf MAO-Hemmer. (Nach Nies u. Robinson 1982)

Psychopathologische Symptome	*Vegetative Symptome*
Agoraphobie	Einschlafstörungen
Panikepisoden	Hypersomnie
Soziale Ängste	Gewichtszunahme
Hypochondrie	Hyperphagie
Zwangsgedanken	Lethargie und Müdigkeit
Reizbarkeit	Zittrigkeit
geringe affektive Modulation	
Zwischenmenschliches Verhalten	*Anamnestische Faktoren*
Selbstmitleid	keine Besserung auf EKT
demonstrative suizidale Handlungen	Alkohol/Sedativa Abusus
empfindlich für Zurückweisung	Neigung zu Amphetaminmißbrauch
histrionische Persönlichkeit	starke Nebenwirkungen auf Trizyklikaeinnahme

sive Medikation einen Rückfall erleiden. Die Wahrscheinlichkeit eines Rückfalls hängt im wesentlichen mit der Anzahl der vorausgegangenen depressiven Phasen und der Schwere der gegenwärtigen Phase zusammen. Über den Effekt einer Erhaltungstherapie mit trizyklischen Antidepressiva gibt es eine Reihe von Studien, die von durchweg positiven Resultaten berichten (Übersicht: Prien u. Kupfer 1986). In den von den Autoren zusammengefaßten Untersuchungen wurden remittierte depressive Patienten entweder mit Amitriptylin, Imipramin, Lithium, Phenelzin oder der Kombination von Amitriptylin und Lithium einerseits oder Plazebo andererseits behandelt. In allen Studien war eine Wiedererkrankungsrate für Patienten unter Plazebo signifikant höher als für Patienten, die trizyklische Antidepressiva, MAO-Hemmer oder Lithium erhalten hatten. Zusammengefaßt erlitten in der Plazebogruppe etwa 50% und in der aktiven Behandlungsgruppe nur 20% der Patienten einen Rückfall. In der Plazebogruppe waren die meisten depressiven Syndrome relativ schnell nach Absetzen der Antidepressiva wieder aufgetreten, meist innerhalb einer Woche bis zu 3 Monaten nach Absetzen dieser Substanzen. Davis (1976) und Quitkin et al. (1976) betonen, daß durch eine Erhaltungstherapie mit Antidepressiva das Rückfallrisiko depressiver Erkrankungen um 20–50% gesenkt werden kann. Eine solche Erhaltungstherapie ist auch dann indiziert, wenn eine Lithium-Prophylaxe eingeleitet werden soll, weil der volle prophylaktische Effekt des Lithium frühestens nach 6 Monaten einsetzt. Bei Patienten mit fehlender Restitutio ad integrum, bei denen also Restsymptome zurückbleiben, ist eine Fortführung der antidepressiven Therapie zur Symptomsuppression auf jeden Fall indiziert. Die Langzeitmedikation mit Antidepressiva zur Rezidivprophylaxe monopolarer endogener Depressionen wird detailliert in einem anderen Kapitel dieses Buches dargestellt.

Grundsätzliches zur Therapie mit Antidepressiva

Die antidepressive Wirkung tritt gelegentlich bereits nach einer Woche, meist aber erst nach 3–4 Wochen ein, so daß ein Umsetzen der antidepressiven Medikation wegen Wirkungslosigkeit frühestens in der 4. Behandlungswoche erfolgen sollte. Über den üblicherweise verzögerten antidepressiven Wirkungseintritt müssen die Patienten vor Behandlungsbeginn ausführlich aufgeklärt werden, damit sie nicht vorzeitig wegen auftretender Nebenwirkungen und ausbleibender Wirkung eine Antidepressivabehandlung abbrechen.

Während der antidepressive Wirkungseintritt unter ausreichend hochdosierter Behandlung mit Trizyklika von vielen Autoren (Angst et al. 1970; Langer u. Schönbeck 1983) innerhalb der ersten 2–3 Wochen erwartet wird, sehen andere (Quitkin et al. 1984) Besserungen in diesem Behandlungszeitraum eher als Resultat unspezifischer Plazebo- und Milieueffekte und erwarten den Eintritt der spezifischen antidepressiven Wirkungen der Trizyklika erst zwischen der 4. und 6. Behandlungswoche. So fanden Quitkin et al. 1984 bei der Analyse von drei sechswöchigen, plazebokontrollierten Antidepressivastudien erst in der 5. und 6. Woche einen signifikanten Vorteil der Verum-Behandlung. Angst et al. (1970) erwarten die antidepressive Wirkung in aller Regel in den ersten zwei Behandlungswochen und ordnen spätere Besserungen eher der Spontanremission zu. Overall et al. (1962) empfehlen spätestens nach drei erfolglosen Behandlungswochen ein Umsetzen der Medikation.

In der Regel sollte eine antidepressive Therapie als Monotherapie durchgeführt werden. Kombinationsbehandlungen mit Neuroleptika oder Tranquilizern sollten nur bei spezieller Indikation in Betracht gezogen werden. Dazu sind wahnhaft depressive Syndrome, depressiv-suizidale Syndrome und schwer agitiert-depressive Syndrome zu zählen. Die Vorteile einer Kombinationsbehandlung zweier Antidepressiva sind bisher noch nicht ausreichend empirisch gesichert worden. Eine Schlafentzugsbehandlung sollte bei der Therapie depressiver Syndrome jedoch häufiger in Betracht gezogen werden. Sie verbessert das Ansprechen auf Antidepressiva und kann auch die Dauer der Depression abkürzen.

Applikationsform

Antidepressiva werden in der Regel oral verabreicht und gut resorbiert. Die parenterale Applikation ist speziellen Situationen vorbehalten. Die intramuskuläre Applikation kann zwar zur initialen Beruhigung bei ängstlich-depressiven Patienten oder bei hochgradiger Suizidalität gegeben werden; diese Applikationsform sollte aber auf Grund gelegentlich beobachteter lokaler Unverträglichkeitsphänomene nur dann über längere Zeit angewandt werden, wenn der Patient eine orale Einnahme verweigert, z. B. bei wahnhaften Depressionen oder depressivem Stupor (Kalinowsky et al. 1982).

Therapieresistente Depressionen stellen die Hauptindikation für eine antidepressive Infusionsbehandlung dar. Eine derartige Infusionsbehandlung wird meist in der Klinik über ca. 10 Tage durchgeführt werden. Ob es durch die parenterale Applikation (teilweise Umgehung des „first-pass-effect" in der Leber) zu einem schnelleren Anfluten des Medikaments im zentralen Nervensystem kommt, ist bisher nicht gesichert. Die Frage einer generellen und globalen überlegenen Wirksamkeit der antidepressiven Infusionstherapie gegenüber den üblichen oralen Behandlungen wird kontrovers diskutiert. Zahlreiche offene klinische Studien sprechen für eine intensivere Wirkung. In mehreren kontrollierten Untersuchungen konnte jedoch gezeigt werden, daß eine Infusionstherpaie oralen Behandlungen in ihrer Wirksamkeit nicht überlegen ist (Übersicht: Laux u. König 1987). Die intensivere Zuwendung des Pflegepersonals spielt evtl. eine wichtige psychologische Rolle bei dem vermuteten schnelleren Wirkungseintritt einer Infusionsbehandlung. Als weitere Vorteile einer Infusionsbehandlung werden die Verbesserung der Compliance (s. Tabelle 1) und eine geringere Nebenwirkungsrate diskutiert.

Dosierung

Antidepressiva werden im allgemeinen einschleichend dosiert. Vor allem bei ambulanten Patienten ist es zu empfehlen, die Therapie in den ersten 3 Tagen mit einer niedrigen Dosis zu beginnen. Die mittlere Tagesdosierung sollte dann zwischen dem 4. und 7. Behandlungstag erreicht werden. Falls sedierende Nebenwirkungen erwünscht sind, können entsprechend wirksame Antidepressiva auch schneller höher dosiert werden. Trizyklische Antidepressiva werden üblicherweise bei körperlich gesunden Patienten in einer Dosis von 75–150 mg/d verordnet. In den USA werden häufig doppelt so hohe Dosierungen (z. B. Imipramin 300 mg/d) gegeben. So zeigte sich in zwei kontrollierten Vergleichsstudien mit Imipramin (Simpson et al. 1976) bzw. Desipramin (Watt et al. 1972), daß Patienten, die mit einer Tagesdosis von 300 mg behandelt wurden, sich deutlicher besserten und weniger Nonresponder aufwiesen als die mit 150 mg behandelte Kontrollgruppe. Einen Überblick über Initialdosis, Standard-Tagesdosis sowie Maximaldosis der zur Zeit bei uns im Handel befindlichen Antidepressiva gibt Tabelle 5. Bei Alterspatienten oder Vorliegen somatischer Erkrankungen liegt die Initial- sowie Standard-Tagesdosis bei 30–50% der üblichen Dosis. Die Standard-Tagesdosis sollte wenigstens 3 Wochen beibehalten werden und kann, falls nicht Nebenwirkungen dagegen stehen und ein sichtbarer Therapieerfolg ausbleibt, vorsichtig erhöht werden. Therapieresistenz ist häufig auf eine Unterdosierung, seltener auf eine Überdosierung zurückzuführen. So haben Untersuchungen an Patientenstichproben mit sog. therapieresistenten Depressionen ergeben, daß 30–80% aller Nonresponder eine inadäquate Dosierung erhalten hatten. Wurden solche Patienten anschließend mit adäquaten Dosierungen behandelt, so zeigten 50% einen positiven Behandlungserfolg (Quitkin 1985).

Meist werden Antidepressiva über den Tag verteilt dreimal gegeben. Aufgrund der langen Halbwertszeit der Antidepressiva und/oder ihrer Metaboliten ist aber eine Dosisverteilung auf zweimal oder nur einmal täglich zu rechtfertigen. Dabei ist die Einnahme direkt vor dem Schlafengehen zu bevorzugen. Dadurch werden Schlafstörungen günstig beeinflußt und Nebenwirkungen vom Patienten in geringerem Ausmaß wahrgenommen. Untersuchungen zur Compliance zeigen, daß die Einnahmezuverlässigkeit deutlich zunimmt, wenn die Gesamt-Tagesdosis auf zwei oder sogar nur eine Einzeldosis verteilt wird. Psychomotorisch aktivierende Antidepressiva vom Desipramintyp sollten nach klinischer Erfahrung wegen der Gefahr der Verschlechterung der Schlafqualität nicht nach 16 Uhr verordnet werden.

Antidepressiva-Plasmaspiegel

Der Nutzen einer routinemäßigen Kontrolle der Antidepressiva-Plasmaspiegel ist in den letzten Jahren intensiv diskutiert worden (Amsterdam et al. 1980). Die Untersuchungen über die Beziehung zwi-

Tabelle 5. Übersicht über Initial-, Standard-Tagesdosis sowie Maximaldosis der z. Zt. im Handel befindlichen Antidepressiva

Generic Name	Initialdosis mg/Tag	Standard-Tagesdosis mg/Tag	Maximaldosis mg/Tag
1. Trizyklische Antidepressiva			
Amitriptylin	50	150	300
Amitriptylin N-oxid	60	150	300
Clomipramin	50	150	300
Desipramin	50	150	300
Dibenzepin	120	480	720
Dosulepin	50	150	300
Doxepin	50	150	300
Imipramin	50	150	300
Lofepramin	70	210	210
Melitracen	50	150	250
Nortriptylin	50	150	300
Trimipramin	50	150	300
2. Tetrazyklische Antidepressiva			
Maprotilin	50	150	225
Mianserin	30	60	120
3. Nicht klassifizierte Antidepressiva			
Fluoxetin	20	20	40
Fluvoxamin	100	200	300
L-5 Hydroxytryptophan	100	300	500
Paroxetin	20	20	40
Trazodon	75	300	600
Viloxazin	100	300	500
4. Monoaminoxydasehemmer			
Moclobemid	150	300	600
Tranylcypromin	10	20	40

schen Plasmakonzentration und therapeutischer Wirkung gingen dabei von der Beobachtung aus, daß Antidepressiva nicht bei allen depressiven Patienten wirksam sind. Es konnte gezeigt werden, daß die Verabreichung der gleichen Dosis eines trizyklischen Antidepressivums bei verschiedenen Patienten die Plasmaspiegel um den Faktor 10–20 variieren können (Beckmann 1981). Aus den meisten Untersuchungen mit dem trizyklischen Antidepressivum Nortriptylin ließ sich eine kurvenlineare Beziehung zwischen der Plasmakonzentration und der antidepressiven Wirkung aufstellen, d. h. in einem mittleren Dosisbereich wird eine optimale Wirkung erzielt, während bei sehr niedrigen und sehr hohen Plasmakonzentrationen die antidepressive Wirkung geringer ist. Für Imipramin scheint – im Gegensatz zu Nortriptylin – zwischen der Plasmakonzentration und der klinischen Wirksamkeit eine lineare Beziehung zu bestehen, d. h. mit zunehmender Plasmakonzentration nimmt auch die antidepressive Wirkung zu. Für alle weiteren Antidepressiva konnte bisher jedoch kein eindeutiger Zusammenhang zwischen Plasmaspiegel und klinischer Wirkung festgestellt werden. Obwohl die Zusammenhänge zwischen Plasmaspiegel und klinischer Wirkung noch nicht ausreichend untersucht sind, erscheint zumindest die Empfehlung gerechtfertigt, bei Therapieresistenz die Patienten auf einen Mindest-Serumspiegel einzustellen (van Brunt 1983). Aus Serumspiegeluntersuchungen ist ebenfalls bekannt, daß bei einigen Patienten ausreichende Serumspiegel erst bei einer Tagesdosis von 200-300 mg eines trizyklischen Antidepressivums erreicht werden (Glassman et al. 1977). Eine positive Korrelation besteht für die meisten Antidepressiva zwischen der Plasmakonzentration und der Häufigkeit bzw. Stärke der Nebenwirkungen (Modestin u. Petrin 1976).

Der Task Force Report der American Psychiatric Association (1985) empfiehlt Plasmaspiegelbestimmungen für Nortriptylin und Imipramin nur bei Problempatienten, die auf die üblichen Dosierungen dieser Substanzen keine klinische Besserung zeigen oder für Risikopatienten, die mit der geringstmöglichen wirksamen Dosis dieser Antidepressiva behandelt werden müssen.

Eine routinemäßige Kontrolle der Antidepressiva-Plasmaspiegel wird vom Task Force Report der APA (1985) nicht befürwortet. Es wird darauf hingewiesen, daß selbst bei den bestuntersuchten Antidepressiva - Imipramin und Nortriptylin - die Daten hauptsächlich bei endogen-depressiven hospitalisierten Patienten erhoben worden sind, während es kaum Datenmaterial über ambulante Patienten mit nicht endogener oder nur mäßig ausgeprägter Depression gibt.

Nach Sichtung der zur Verfügung stehenden Literatur kann man sich den aus den Plasmakonzentrationsbestimmungen der Antidepressiva gezogenen praktischen Konsequenzen von Benkert u. Hippius (1986) anschließen:

1. Die Compliance der Patienten kann durch Plasmaspiegelbestimmungen verbessert werden. Das ist bei manchen depressiven Patienten, die nur widerwillig Medikamente einnehmen, wichtig.
2. Bei Nichtansprechen auf ein Antidepressivum nach einem Zeitraum von 2-4 Wochen kann anhand der Plasmakonzentration die Richtigkeit der gewählten Dosis überprüft werden. Liegt die Plasmakonzentration eines AD unter einem Mindestwert, sollte die Dosis unter wöchentlichen Spiegelbestimmungen erhöht werden.
3. Bei starken Nebenwirkungen unter Einnahme eines Antidepressivums kann durch die Messung des Plasmaspiegels eine mögliche Ursache in einer erhöhten Medikamentenkonzentra-

Tabelle 6. Anzustrebende Mindestserumspiegel bei Therapieresistenz. (Aus Möller et al. 1989)

Amitriptylin + Nortriptylin	> 100 ng/ml
Doxepin + Desmethyldoxepin	> 100 ng/ml
Imipramin + Desimipramin	> 150 ng/ml
Clomipramin + Desmethylclomipramin	> 250 ng/ml
Maprotilin + Desmethylmaprotilin	> 100 ng/ml (?)
Desmethylimipramin	> 50 ng/ml (?)

(?) = unzureichend untersucht bzw. Zusammenhang zwischen Serumspiegel und Wirkung nicht gesichert

tion gefunden werden. Bei guter Wirksamkeit des Antidepressivums erscheint dann eine vorsichtige Dosisreduktion angezeigt.

Zum praktischen Vorgehen ist anzumerken, daß die Blutabnahme zur Plasmakonzentrationsbestimmung in speziellen Röhrchen ca. 12 h nach der letzten Antidepressiva-Einnahme erfolgen sollte. Das Fließgleichgewicht ist nach gut einwöchiger Antidepressiva-Einnahme erreicht. Die empfohlene therapeutische Breite der Plasmakonzentration einiger tri- und tetrazyklischer Antidepressiva ist in Tabelle 6 dargestellt.

Literatur

Amsterdam J, Brunswick D, Mendels J (1980) The clinical application of tricyclic antidepressant pharmacokinetics and plasma levels. Am J Psychiatry 137:653–662
Angst J, Theobald W, Bleuler M, Kuhn R (1970) Tofranil (Imipramine). Stampfli, Bern
Arana GW, Baldessarini RJ, Ornsteen M (1985) The Dexamethasone suppression test for diagnosis and prognosis in psychiatry. Arch Gen Psychiatry 42:1193–1204
APA Taskforce Report: (1985)Tricyclic antidepressants – Blood level measurements and clinical outcome. Am J Psychiatry 142:155–162
Asberg M, Bertillson L, Rydin E, et al (1981) Monoamine metabolites in cerebrospinal fluid in relation to depressive illness, suicidal behaviour and personality. In: Angrist B, Burrows G, Lader M, Lingjaerde O, Sedvall G, Wheatley D (eds) Recent advances in neuropharmacology. Pergamon Press, Oxford, pp 257–271
Avery DH, Wilson LG, Dunner DL (1983) Diagnostic subtypes of depression as predictors of therapeutic response. In: Clayton PJ, Barrett JE (eds) Treatment of depression: old controversies and new aproaches. Raven Press, New York, pp 169–191
Beckmann H (1981) Die medikamentöse Therapie der Depressionen. Nervenarzt 52:135–146
Beckmann H (1983) Therapie mit nicht trizyklischen Antidepressiva. In: Langer G, Heimann H (Hrsg) Psychopharmaka – Grundlagen und Therapie. Springer, Wien New York, S 140–159
Benkert O, Hippius H (1986) Psychiatrische Pharmakotherapie, 4. Aufl. Springer, Berlin Heidelberg New York Tokyo
Bielski RJ, Friedel RO (1976) Prediction of tricyclic antidepressant response. Arch Gen Psychiatry 33:1479–1489
Brunt N van (1983) A clinical utility of tricyclic antidepressant blood levels: A review of the literature. Therapeutic Drug Monitoring 5:1–10
Davidson JT, Miller RD, Turnbull CD et al (1982) Atypical depression. Arch Gen Psychiatry 39:527–534
Davis JM (1976) Maintenance therapy in psychiatry: II. Affective disorders. Am J Psychiatry 133:1–25
Fähndrich F (1983) Effect of sleep deprivation as a predictor of treatment responce to antidepressant medication. Acta Psychiatr Scand 68:341–382
Fähndrich E (1986) Do the response of sleep deprivation and EEG parameters have a predictive value for the differential therapy of depression. Adv Pharmacother, Vol 2, Karger, Basel, pp 121–131
Giller E, Bialos D, Riddle M, et al (1982) Monoaminoxidase inhibitor/responsive depression. Psychiatr Res 6:41–48
Glassmann AH, Perel JM, Shostak M, et al (1977) Clinical implications of imipramine plasma levels for depressive illness. Arch Gen Psychiatry 34:197–204
Glassmann AH, Roose SP (1981) Delusional depression: a distinct clincal entity? Arch Gen Psychiatry 38:424–427
Guze SB, Woodruff RA, Clayton PJ (1975) The significance of psychotic affective disorders. Arch Gen Psychiatry 31:1147–1150
Kalinowsky L, Hippius H, Klein HE (1982) Biological treatments in psychiatry. Grune & Stratton, New York
Kaskey GB, Nasr S, Mletzer HY (1980) Drug treatment in delusional depression. Psychiatr Res 1:267–277
Kielholz P (1972) Depressive illness: Diagnosis, assessment, treatment. Huber, Bern
Klein DF, Gittelman R, Quitkin R, Rifkin A (1981) Diagnosis and drug treatment of psychiatric disorders. Williams & Wilkins, Baltimore London
Klerman GL (1978) Long-term treatment of affective disorders. In: Lipton M, Di Mascio A, Killam KF (eds) Psychopharmacology: A generation of progress. Raven Press, New York, pp 1303–1311

Klerman GL, Cole JO (1965) Clinical pharmacology of imipramine and related antidepressant compounds. Pharmacol Rev 17:101–141

Langer G, Schönbeck G (1983) Klinische Pharmakologie der Antidepressiva. In: Langer G, Heimann H (Hrsg) Psychopharmaka. Grundlagen und Therapie. Springer, Wien New York, S 96–110

Laux G (1992) Pharmakopsychiatrie. Fischer, Stuttgart Jena

Laux G, König W (1987) Infusionstherapie bei Depressionen, 2. Aufl. Hippokrates, Stuttgart

Liebowitz MR, Quitkin FM, Stewart JW et al (1984) Phenelzine versus imipramine in atypical depression. Arch Gen Psychiatry 41:669–677

Maas JW (1975) Biogenic amines and depression. Arch Gen Psychiatry 32:1357–1361

Maier W, Benkert O (1987) Methodenkritik des Wirksamkeitsnachweises antidepressiver Pharmakotherapie. Nervenarzt 58:595–602

McGrath PJ, Stewart JW, Harrison W et al (1986) Phenelzine treatment of melancholia. J Clin Psychiatry 47:420–422

Mindham RHS, Howland C, Shepherd M (1973) An evaluation of continuation therapy with tricyclic antidepressants in depressive illness. Psychol Med 3:5–17

Modestin J, Petrin A (1976) Beziehung zwischen Plasmakonzentration und klinischer Wirkung von Neuroleptika und Antidepressiva. Int J Clin Pharmacol 13:11–21

Morris JB, Beck AT (1974) The efficacy of antidepressant drugs. A review of research (1958–1972). Arch Gen Psychiatr 30:667–674

Möller HJ (1985) Kontrollierte Untersuchungen zum Wirkungsnachweis von Amitriptylin unter besonderer Berücksichtigung des Stellenwertes von Amitriptylin gegenüber den neuen Antidepressiva. Literaturübersicht und Analyse methodischer Probleme. In: Beckmann H (Hrsg) Das ärztliche Gespräch: Wie aktuell ist Amitryptylin für die Therapie der Depression? Tropon Werke, Köln, S 135–147

Möller HJ, Fischer G, v. Zerssen D (1987) Prediction of therapeutic response in acute treatment with antidepressants. Results of an empirical study involving 159 endogenous depressive patients. Eur Arch Psychiatr Neurol Sci 236:349–357

Möller HJ, Kissling W, Stoll KD, Wendt G (1989) Psychopharmakotherapie. Kohlhammer, Stuttgart

Nelson JC, Charney DS (1981) The symptoms of major depressive illness. Am J Psychiatry 138:1–13

Nies A, Robinson DS (1982) Monoamine oxidase inhibitors. In: Paykel ES (ed) Handbook of affective disorders. Churchill, Livingston, Edinburgh

Oltman JE, Friedman S (1964) Relapses following treatment with antidepressant drugs. Dis Nerv Syst 25:699–701

Overall JE, Hollister LE, Pokorny AD, et al (1962) Drug therapy in depressions. Controlled evaluation of imipramine, isocarboxidase, dextroamphetamine-amobarbital, and placebo. Clin Pharmacol Therapy 3:16–22

Pare CMB (1985) The present status of monoamine oxidase inhibitors. Br J Psychiatry 146:576–584

Paykel ES (1979) Predictors of treatment response. In: Paykel ES, Coppen A (eds) Psychopharmacology of affective disorders. Oxford University Press, New York, pp 193–220

Prien RF (1988) Somatic treatment of unipolar depressive disorder. In: Frances AJ, Hales RE (eds) Review of psychiatry. Am Psychiatric Press, Washington, p 7

Prien RF, Caffey EM (1977) Long-term maintenance drug therapy in recurrent affective illness: current status and issues. Dis Nerv Syst 38:981–992

Prien RF, Kupfer DJ (1986) Continuation drug therapy for major depressive episodes: how long should it be maintained? Am J Psychiatry 143:18–23

Quitkin F (1985) The importance of dosage in prescribing drugs. Br J Psychiatry 147:593–597

Quitkin F, Rifkin A, Klein DF (1976) Prophylaxis of affective disorders. Arch Gen Psychiatry 33:337–341

Quitkin FM, Rifkin A, Klein DF (1978) Imipramine response in deluded depressive patients. Am J Psychiatry 135:806–811

Quitkin F, Rifkin A, Klein DF (1979) Monoamine oxidase inhibitors. Arch Gen Psychiatry 36:749–776

Quitkin FM, Rabkin JG, Ross D, McGrath PJ (1984) Duration of antidepressant drug treatment. Arch Gen Psychiatry 41:238–245

Ravaris CL, Nies A, Robinson DS et al (1976) A multipledose controlled study of phenelzine in depression-anxiety states. Arch Gen Psychiatry 33:347–350

Ravaris CL, Robinson DS, Ives JO et al (1980) Phenelzine and amitriptyline in the treatment of depression. Arch Gen Psychiatry 37:1075–1080

Robinson DS, Kayser A, Corcella J et al (1985) Panic attacks in outpatients with depression: Response to antidepressant treatment. Psychopharmacol Bull 21:562–567

Seager CP, Bird R (1962) Imipramine with electrical treatment in depression – a controlled trial. J Ment Sci 108:704–707

Schmauss M (1985) Wie lange soll man Psychopharmaka geben. Münch Med Wochenschr 127:535–538

Schmauss M, Erfurth A (1989) Indikationen für eine Therapie mit Monoaminoxydase-Hemmern. Psychiat Praxis 16:2–6 (Sonderheft)

Shopsin B, Cassano GB, Conti L (1981) An overview of new „second generation" antidepressant compounds: Research and treatment implications. In: Enna SJ, Malick JB, Richelson E (eds) Antidepressants: Neurochemical, behavioral and clinical perspectives. Raven Press, New York

Simpson GM, Lee JH, Cuculic Z, Kellner R (1976) Two dosages of imipramine in hospitalized endogenous and neurotic depressives. Arch Gen Psychiatry 33:1093–1102

Spiker DG, Weiss JG, Dealy RS, Griffin SJ, Hanin I, Neil JP, Perry JM, Rossi AJ, Soloff PH (1985) The pharmacological treatment of delusional depression. Am J Psychiatry 142:430–436

Tollefson GD (1983) Monoamine oxidase inhibitors: a review. J Clin Psychiatry 44:280–288

Watt DC, Crammer JL, Elkes A (1972) Metabolism, anticholinergic effects, and therapeutic outcome of desmethylimipramine in depressive illness. Psychol Med 2:397–405

West ED, Dally PJ (1959) Effects of iproniazid on depressed syndromes. Br Med J 1:1491–1497

Waggon B (1983) Prognose der Psychopharmakatherapie. Klinische Untersuchungen zur Voraussagbarkeit des Kurzzeittherapieerfolgs von Neuroleptika und Antidepressiva. Enke, Stuttgart

Woggon B (1987) Pharmakotherapie affektiver Psychosen. In: Kisker KP, Lauter H, Meyer JE, Müller C, Ströngren E (Hrsg) Psychiatrie der Gegenwart, Bd 5: Affektive Psychosen. Springer, Berlin Heidelberg New York Tokyo, S 273–325

Zisook S, Braff DL, Click MA et al (1985) Monoamine oxidase inhibitors in the treatment of atypical-depression. J Clin Psychopharmacol 5:131–140

Diskussion zu den Beiträgen von W. Felber und M. Schmauss

Beck: Sie haben einen Überblick gegeben über Vergleiche alter und neuerer Medikamente. Das ist das Generaltherma der 4. Gasteiger Gespräche. Daran anschließend möchte ich jetzt fragen: Ist es möglich, daß wir jetzt, bezogen auf die neuen selektiven MAO-B-Hemmer und die neuen Serotonin-Reuptake-Inhibitoren dem niedergelassenen Arzt sagen können, verglichen mit den Empfehlungen, die wir ein paar Jahre zuvor gemacht haben, wo stehen die alten, wo stehen die neuen Medikamente? Können wir da Empfehlungen geben, wann er bevorzugt zum einen oder zum anderen greifen kann? Anschlußfrage: Wie sieht es aus mit der Kombinierbarkeit von den neuen MAO-Hemmern mit Antidepressiva?

Schmauss: Die Frage nach der klinischen Wirksamkeit verschiedener Antidepressiva ist dahingehend zu beantworten, daß es – was die klinische Wirksamkeit anbetrifft – keinen Unterschied zwischen den klassischen trizyklischen und den neueren Antidepressiva gibt. Es gibt aber natürlich Unterschiede im Nebenwirkungsprofil der einzelnen Substanzen. Vor allem im ambulanten Bereich spielt das Nebenwirkungsprofil häufig eine ganz entscheidende Rolle, insbesondere für die Compliance der Patienten. Herr Linden aus Berlin hat in verschiedenen Untersuchungen darauf hingewiesen, daß nur etwa 25% aller depressiven Patienten ihre Antidepressiva so einnehmen, wie der Arzt es verordnet hat. Neuere Antidepressiva haben, was ihre Wirksamkeit anbetrifft, keine Vorteile gegenüber den älteren Substanzen. Sie haben aber, was z. B. anticholinerge oder kardiotoxische Nebenwirkungen anbetrifft, Vorteile gegenüber den klassischen trizyklischen Substanzen. Hierbei sollte aber auch nicht unberücksichtigt bleiben, daß neuere Antidepressiva wiederum andere Nebenwirkungen, wie z. B. ausgeprägte Übelkeit, hervorrufen können. Zur Frage der Kombination eines sedierenden mit einem nichtsedierenden Antidepressivum möchte ich anfügen, daß ich eine derartige Kombination an und für sich nicht für sinnvoll halte. Auch in der Kombinationstherapie von Maprotilin mit Clomipramin sehe ich wenig Sinn. Es ergibt sich daraus weder ein pharmakologischer noch ein pharmakokinetischer Vorteil, da z. B. Clomipramin sowohl das noradrenerger als auch das serotonerge System beeinflußt. Eventuell können bei einer Kombinationstherapie mehr Nebenwirkungen auftreten oder die Zuordnung einer aufgetretenen Nebenwirkung schwieriger werden. Zur Frage der Kombination eines Antidepressivums mit einem Tranquilizer ist zu antworten, daß in der Klinik die Behandlung mit einer derartigen Kombination bei schwer depressiven Patienten, bei agitiert-depressiven Patienten und bei suizidalen Patienten erfolgt. Wichtig erscheint mir der Hinweis, daß Benzodiazepine dann jedoch im Verlauf der stationären Behandlung, die ja meist etwa 6–8 Wochen in Anspruch nimmt, reduziert werden sollten.

Rüther: Ich möchte aber gerne noch einmal zu den Wirkungen der alten bzw. neuen Antidepressiva zurückkommen, weil das in der Praxis sehr oft gefragt wird und bei jedem Fortbildungsvortrag draußen. Wenn wir sagen, die alten Antidepressiva haben in etwa dieselbe Wirkung wie die neuen, aber dann gleich hinterher sagen, bei den schweren Depressionen sind die alten Substanzen immer noch Mittel der ersten Wahl, meinen wir damit, daß die neuen schwächer wirken, oder liegt es daran, daß wir einfach hineininterpretieren, daß diese schweren Depressionen etwas anderes sind? Mein Vorschlag wäre, daß das Wirkprofil der neuen Antidepressiva etwas anders ist. Das wäre mein Vorschlag zum Konsens. Wahrscheinlich sind darüber sehr unterschiedliche Meinungen vorhanden.

Schmauss: Auf den Vorschlag von Herrn Rüther, daß das Wirkprofil der neueren Antidepressiva anders ist als das der klassischen Trizyklika, kann meines Erachtens keine eindeutige Antwort gegeben werden. Es fällt auf, daß bei Antidepressiva-Prüfungen unter stationären Bedingungen die üblichen Responderraten, wie sie unter ambulanten Bedingungen (60–70%) erreicht werden, nicht zu erreichen sind. Daraus schließe ich, daß sich das ambulant behandelte Klientel deutlich von dem Klientel unterscheidet, das sich einer stationären psychiatrischen Behandlung unterziehen muß. Verschiedene Autoren (u. a. Möller und Helmchen) führen an, daß unter stationären Bedingungen trizyklische Antidepressiva zunächst die Mittel der ersten Wahl sind. Darüber hinaus gibt es bisher keine ausreichende Anzahl an Untersuchungen über die Effizienz neuerer Antidepressiva bei schwer depressiven Patienten oder therapieresistenten depressiven Patienten.

Rüther: Gibt es Untersuchungen, ob bei sedierenden Antidepressiva weniger Benzodiazepine gebraucht werden als bei nicht sedierenden?

Schmauss: Es sind mir keine Untersuchungen bekannt, daß bei sedierenden Antidepressiva weniger Benzodiazepine gebraucht werden als bei nichtsedierenden Antidepressiva.

Holsboer: Wir führen seit ein paar Jahren eine Studie durch mit einem stark sedierenden Antidepressivum. Bei 44 untersuchten Patienten hatten wir zwei Dropouts, nicht wegen Medikamentenwechsel. Wir mußten in keinem Fall ein Benzodiazepin dazugeben, keine Schlafreserven, nichts. Das ist mit einem stark sedierenden Antidepressivum möglich. Dann möchte ich gleich noch eine Bemerkung anschließen zu neuen und alten

Antidepressiva. Den neuen Substanzen ist ja allen gemeinsam, daß sie relativ wenig sedierend sind, aber Schlafstörungen gerade bei schweren Depressionen sehr im Vordergrund stehen. Es ist auch schon diskutiert worden, daß Schlafstörungen allenfalls kausal etwas mit Depressionen zu tun haben oder mindestens sehr prominente Symptome sind. Die neuen Antidepressiva verursachen zum Teil sogar Schlafstörungen. Meine Erfahrung ist, daß ich mit Moclobemid oder einem Serotonin-Reuptake-Hemmer eigentlich selten auskomme, ohne daß ich ein sedierendes Neuroleptikum oder allenfalls ein Benzodiazepin dazu kombiniere wegen Agitiertheit oder wegen Schlafstörungen. Damit scheint mir doch ein anderes Wirkprofil vorzuliegen oder ein anderer antidepressiver Mechanismus. Ebenso vermute ich deshalb, daß neue Antidepressiva doch eher für leichtere Depressionen zuständig sind.

Schmauss: Ich teile die Meinung von Frau Holsboer: Unter klinischen Bedingungen werden meiner Meinung nach häufiger sedierende Antidepressiva gewählt, da man mit diesen Substanzen zugleich Schlafstörungen und suizidale Impulse der Patienten besser beherrschen kann.

Naber: Ein Kriterium kann sein, daß bei den ganz schwer Kranken uns das Nebenwirkungsprofil nicht mehr so wichtig ist. Da geht es primär darum, daß wir jetzt helfen wollen. Das eine Präparat kennen wir seit 10 Jahren, und deswegen geben wir wahrscheinlich dies lieber als eine Substanz, die erst seit einem Jahr im Handel ist. Diese Überlegung plus die unterschiedliche Wirkung auf den Schlaf sind vielleicht die entscheidenden Punkte bei der Wahl des Medikamentes.

Schmauss: Patienten unter stationären Bedingungen können die unerwünschten Nebenwirkungen der trizyklischen Antidepressiva wie trockenen Mund, Akkomodationsstörungen und Sedierung besser tolerieren.

Dilling: Ich bin froh, daß das Kielholz-Schema langsam an Bedeutung verliert. Ich würde in der Klinik und erst recht in der Praxis als Niedergelassener keine antriebssteigernden trizyklischen Antidepressiva geben wegen der Suizidgefahr. Die Suizide, die ich gesehen habe, sind meist unter der Behandlung mit diesen Mitteln durchgeführt worden. Man kann sie, glaube ich, doch vermeiden, wenn man sagt: Gut, der Patient soll unter den gegebenen Bedingungen sediert sein für 14 Tage; nachher verliert sich diese Wirkung ohnehin. Ein letzter Punkt noch zum Kielholz-Schema. Dort stehen ganz links die MAO-Hemmer mit dieser gewaltigen antriebssteigernden Wirkung. Diese starke Wirkung habe ich selten, wenn überhaupt, erlebt. Allerdings bewirken sie natürlich Schlafstörungen.

Hajak: Wenn man die Vorträge Internationaler Kongresse ansieht, gerade im Vergleich zwischen den USA und Deutschland, dann werden dort mit einer wirklichen Inbrunst selektive Serotonin-Wiederaufnahmehemmer im Vergleich zu den Trizyklika als Mittel der ersten Wahl empfohlen.

Rüther: Ich glaube, es gibt Moden, aber es gibt auch Menschen, die sich nicht nach Moden richten. Ich glaube, daß wir in München gelernt haben, daß man versucht, das Neue aufzunehmen, aber so lange beim Alten zu bleiben, bis das Neue sich wirklich bewährt hat. Ich meine, das bewährt sich in der gesamten Praxis.

Hippius: Ich finde es sehr wichtig, daß wir auf der einen Seite durchaus sagen, daß jeder seine Kenntnisse erarbeiten muß –

das kann ein bißchen variieren. Erfahrungen, möglichst breite Erfahrungen sollte man mit bestimmten Präparaten, möglichst altbewährten Präparaten sammeln. Nebenbei muß man so viel Kapazität und so viel Flexibilität haben, daß man auch jeweils versucht, mit den neuen Präparaten Erfahrungen zu sammeln. Beides muß miteinander verknüpft werden. Ich glaube, die gute Verträglichkeit bei den Monoaminooxidasehemmern, bei dem Moclobemid, das war nicht zu prophezeien nach den klinischen Studien. Man muß aber auch immer schauen, was unsere Kollegen in der Praxis machen. Wir haben das schon einmal mit dem Nomifensin erlebt. Wir in der Klinik haben sogar geurteilt: Das ist gar kein richtiges Antidepressivum; das braucht man gar nicht einzusetzen. Wir haben es in der Klinik erst registriert, wie wichtig die Substanz war, als das Nomifensin vom Markt genommen wurde. Da stellte man auf einmal fest, wie viele Patienten doch in der ambulanten Praxis behandelt worden waren. Vielleicht ist es ähnlich mit dem Moclobemid. In der ambulanten Anwendung setzen die niedergelassenen erfahrenen Nervenärzte unter Umständen ganz andere Präparate ein als die, die wir aus unseren Studien von der Klinik her empfehlen.

Ernst: Besonders bei älteren Patienten.

Schmauss: Ich möchte hier anmerken, daß die fünf meist verordneten Antidepressiva auch im Jahr 1990 trizyklische Antidepressiva waren und das Verordnungsverhalten in der Bundesrepublik Deutschland in den letzten 25 oder 30 Jahren relativ konstant war. Trotz der Markteinführung verschiedener neuerer Substanzen ist die Verordnung der trizyklischen Antidepressiva in etwa gleich geblieben. Man hat den Eindruck, daß sich neuere Substanzen eher gegeneinander austauschen, als daß neuere Substanzen die klassischen trizyklischen Antidepressiva in der Verordnungshäufigkeit deutlich verdrängen würden.

Kontrollierte differentialtherapeutische Untersuchungen mit selektiven Serotonin-Wiederaufnahmehemmern wie Zimelidin und Fluvoxamin sowie selektiven Noradrenalin-Wiederaufnahmehemmern wie Desipramin, Maprotilin und Oxaprotilin haben bisher unterschiedliche Ergebnisse gezeigt. Meines Wissens belegen zwar einige empirische Befunde aus Skandinavien die Wirksamkeit einer sequentiellen Therapie von Antidepressiva mit unterschiedlichem biochemischen Wirkungsschwerpunkt. Andere Untersuchungen wie die von Potter aus den USA und Emrich aus Deutschland konnten jedoch keinen therapeutischen Effekt einer derartigen Behandlungsstrategie nachweisen. Um bei Therapieresistenz das Umsetzen auf ein neues Antidepressivum mit anderem Wirkungsschwerpunkt sinnvoll zu gestalten, sollten die biochemischen Wirkungsschwerpunkte der wichtigsten Antidepressiva gewußt oder zumindest nachgelesen werden. So erscheint es ja wenig sinnvoll, einen Nonresponder auf Fluvoxamin, z. B. mit Fluoxetin oder Paroxetin, zu behandeln. Möller und Mitarbeiter haben meines Wissens in ihrem Psychopharmakotherapiebuch eine Checkliste zum Umsetzen bei Therapieresistenz dargestellt.

Hohagen: Ich wollte noch zwei Fragen aufwerfen. Die eine ist: Welche Dosierungen empfehlen wir bei der Depressionsbehandlung überhaupt? Ich glaube, bei der Akutbehandlung ist es unproblematisch. Da wissen wir, daß bei den Trizyklika ungefähr 150 mg wirksam sind. Aber wie ist das bei der Phasenprophylaxe? Bei der monopolaren Depression stellt anscheinend die Weitergabe des Antidepressivums die wirksamste Phasenprophylaxe dar. Meistens wird es aber so gemacht, daß mit niedriger Dosierung weiterbehandelt wird, aber die einzelnen Studien, die es hierzu gibt, belegen, daß nur 150 mg einen wirklichen Effekt auf die Verhütung von Rückfällen haben. Man müßte also auch in der ambulanten Behandlung in ausreichend hoher Dosierung die Phasenprophylaxe betreiben. Das Zweite ist die Frage der therapierefraktären Depressionen. Da gibt es die Empfehlung, ein Antidepressivum mit Lithium zu kombinieren.

Schmauss: Die Kombination trizyklischer Antidepressiva mit Lithium ist der bezüglich Wirksamkeit am besten gesicherte Befund aller Therapiestrategien bei therapieresistenten Depressionen. Dabei ist zu berücksichtigen, therapieresistente Depressionen sollten nicht beim Allgemeinpraktiker, sondern beim Nervenarzt behandelt werden, da eine umfassende Differentialdiagnose erforderlich ist.
Zur Langzeittherapie mit Antidepressiva ist anzuführen, daß von verschiedenen amerikanischen Autoren die Meinung vertreten wird, daß in der Rezidivprophylaxe dieselbe Dosis eines Antidepressivums verwendet werden sollte, die in der Akuttherapie zur klinischen Besserung des Patienten geführt hat.

Hippius: So wird es aber in der Praxis nicht gemacht.

Holsboer: Die WHO-Empfehlung ist immer noch anders. Sie empfiehlt, daß man 6 Monate voll dosiert behandeln soll und dann reduzieren auf die Hälfte oder je nachdem und danach weiterbehandeln oder sogar absetzen soll.
Die beste Studie ist die von Frank und Kupfer, die ja deutlich zeigt, daß man hochdosiert weiterbehandeln soll. Das müßte man auch einmal mit der WHO diskutieren.

Freisleder: Überraschenderweise sind die MAO-Hemmer bei uns bisher nicht akzeptiert. Beim hyperkinetischen Syndrom sollen sie nun eingesetzt werden. Ich habe gelernt, daß MAO-Hemmer gerade bei atypischen Depressionen, die ja gar nicht so selten im Erwachsenenalter auftreten, oft das Mittel der Wahl sind. Ich meine auch, daß unsere Patienten, z. B. ältere Adoleszente, die Patienten dafür wären. Ich wäre froh, wenn es im Rahmen der Suche nach einem Konsensus auch eine Empfehlung geben könnte oder zumindest eine Antwort, warum man da so zurückhaltend sein sollte bei 17–18jährigen und bei 20jährigen nicht mehr.

Schmauss: Die Behandlung Jugendlicher mit irreversiblen Monoaminoxidasehemmern gestaltet sich meiner Meinung nach aufgrund der vorgeschriebenen Diätrichtlinien schwierig. Es erhebt sich für mich die Frage, ob sich Jugendliche an die doch relativ strengen Diätrichtlinien unter einer Therapie mit Tranylcypromin halten. Insofern bedeutet die Entwicklung der reversiblen Monoaminoxidasehemmer wie Moclobemid einen deutlichen Fortschritt, weil die Gabe dieser Substanz keine Diätrestriktion beinhaltet.

Hippius: Zum Moclobemid wäre noch die Dosierung nachzutragen. Wie hoch gehen Sie?

Schmauss: In unserer Klinik verordnen wir Moclobemid bis zu einer Dosis von 600 mg.

Hippius: Ich gehe inzwischen bis 900 mg, nicht von vornherein. Aber ich fange im Grunde mit etwa 150–300 mg an, gehe dann bis 600 mg, und wenn ich dann noch keinen Therapieerfolg sehe, gehe ich durchaus schon einmal bei dem einzelnen Fall bis 900 mg.

Merksätze für die Praxis

ANTIDEPRESSIVA IN DER AKUTBEHANDLUNG
DEPRESSIVER SYNDROME

1. Vorrangige Indikationen für die Therapie mit Antidepressiva stellen depressive Syndrome unterschiedlicher Ätiologie dar.

2. Die Auswahl des 1. Antidepressivums sollte der individuellen Erfahrung des behandelnden Arztes überlassen bleiben.

3. Trizyklische Antidepressiva sind das Mittel der 1. Wahl bei endogenen Depressionen.

4. Eine Antidepressiva-Therapie ist bis zum völligen Abklingen eines depressiven Syndroms durchzuführen.

5. Ein Absetzen des Antidepressivums sollte sehr langsam erfolgen.

6. Bei wiederholten Phasen ist eine Erhaltungstherapie von 6–12 Monaten angezeigt.

7. Die deutliche antidepressive Wirkung tritt frühestens nach 1 Woche meist erst nach 3–4 Wochen ein. Patienten über verzögerten Wirkeintritt aufklären.

8. Die Therapie sollte einschleichend und in den ersten 3 Tagen mit niedriger Dosierung begonnen werden.

9. Die übliche Dosierung liegt bei körperlich gesunden Patienten bei 75–150 mg. Bei Alterspatienten oder beim Vorliegen somatischer Erkrankungen liegt die Initial- und Standard-Tagesdosis bei 30–50% der üblichen Dosis.

10. Die Standarddosis sollte mindestens 3 Wochen beibehalten werden.

11. Therapieresistenz ist häufig auf Unterdosierung selten auf Überdosierung zurückzuführen. Eine Blutspiegelbestimmung des Antidepressivums erscheint in vielen Fällen angebracht.

Medikamentöse Therapie von Schlafstörungen

Medikamentöse Behandlung von Insomnien

F. Hohagen

Aktuelle Behandlungssituation von Insomniepatienten in der Allgemeinarztpraxis

Insomnien stellen ein häufiges Gesundheitsproblem dar. Epidemiologischen Untersuchungen zufolge leiden ca. 30–35% der erwachsenen Allgemeinbevölkerung an einer Insomnie (Karacan et al. 1976, 1983; Bixler et al. 1979; Wellstein et al. 1983; Mellinger et al. 1985; Weyerer u. Dilling 1991). Die meisten Insomniepatienten werden in Allgemeinarztpraxen behandelt. Eine eigene Studie in zehn Mannheimer Allgemeinarztpraxen an 2512 Patienten im Alter zwischen 18 und 65 Jahren konnte zeigen, daß 19% dieser Patienten an einer schweren, 12% an einer mittelschweren und 15% an einer leichten Insomnie litten, wenn operationalisierte Diagnosekriterien angewandt wurden (Hohagen et al. im Druck). Somit stellen Insomnien ein großes Problem für das Gesundheitssystem dar. In Übereinstimmung mit anderen Studien nahmen in der Mannheimer Allgemeinarztstudie schwere Schlafstörungen mit dem Alter deutlich zu, und in allen Altersgruppen waren Frauen häufiger betroffen. Nach der Erstbefragung in der Allgemeinarztpraxis wurden die schwer schlafgestörten Patienten 4 Monate und 2 Jahre später noch einmal postalisch befragt. Im Studienverlauf von 2 Jahren zeigte sich, daß Insomnien vorwiegend ein chronisches Gesundheitsproblem darstellen und nur vergleichsweise wenig Patienten vollständig beschwerdefrei werden. Viele Patienten, die über eine schwere Insomnie klagten, litten außerdem an einer psychiatrischen Erkrankung, vor allem an einer Depression, Benzodiazepinabhängigkeit oder Angsterkrankung (Schramm et al. Publikation eingereicht).

Wie werden Insomniepatienten in der Allgemeinarztpraxis zur Zeit behandelt? 24% der schwer Schlafgestörten nahmen regelmäßig rezeptpflichtige Hypnotika ein, bei denen es sich in über 80% um Benzodiazepine handelte. Die Einnahmehäufigkeit nahm mit dem Alter deutlich zu, wobei über die Hälfte aller Patienten älter als 65 Jahre rezeptpflichtige Schlafmittel einnahmen (Abb. 1) (Ergebnis aus einer zweiten Studie an Alterspatienten in 5 Mannheimer Allgemeinarztpraxen).

Die Einnahme rezeptpflichtiger Schlafmittel blieb weitgehend konstant im Beobachtungsverlauf von 2 Jahren. In der Abschlußuntersuchung, 2 Jahre nach der Ersterhebung, wurden die Patienten noch einmal gefragt, wie häufig und wie lange sie die verschreibunspflichtigen Schlafmittel einnahmen, bei denen es sich meist um Benzodiazepine handelte. Über die Hälfte aller befragten schwer schlafgestörten Patienten gaben eine tägliche Schlafmitteleinnahme an, wobei $2/3$ dieser Patienten ihren Angaben zu Folge das Schlafmittel schon 1–5 Jahre und länger einnahmen. Zur Wirkung des Schlafmittels auf die Schlafstörung befragt, berich-

Tabelle 1. Gebrauch rezeptpflichtiger Hypnotika nach Patientenangabe

	Insomnie			
	keine	leichte	mittel-schwere	schwere
rezeptfrei	n = 5 0,4%	n = 11 3,0%	n = 19 6,5%	n = 31 6,8%
verschreibungspflichtige Hypnotika	n = 5 0,4%	n = 9 2,4%	n = 18 6,1%	n = 109 23,9%

Kontingenz-Koeffizient 0,38 p < 0,000

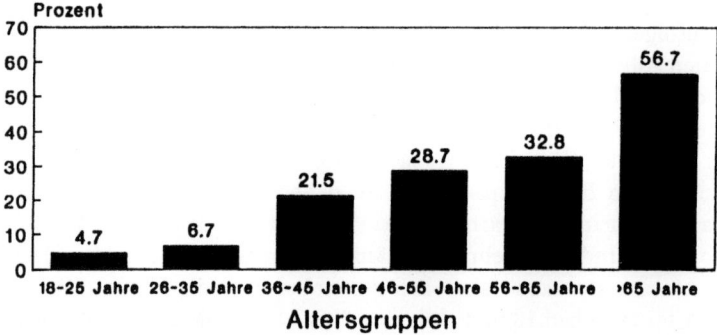

Abb. 1. Schwere Insomnie und die Einnahme rezeptpflichtiger Hypnotika

teten 22% der schwer schlafgestörten Patienten, daß die Schlafstörung durch die Einnahme des Hypnotikums wesentlich besser geworden sei, während 34% eine geringfügige Besserung und 34% keine Veränderung angaben. 8% berichteten über eine leichte Verschlechterung und 2% über eine deutliche Verschlechterung der Schlafstörung durch Einnahme des Schlafmittels (Hohagen et al. im Druck). Die Mehrzahl der schwer schlafgestörten Patienten scheint ihren Angaben zufolge nicht wesentlich von einer Langzeiteinnahme von Benzodiazepin-Hypnotika zu profitieren. Damit stellt sich die Frage, warum diese Patienten weiterhin ihr Schlafmittel einnehmen. Über 80% berichteten über eine Verschlechterung der Schlafqualität nach Absetzen des Hypnotikums, die möglicherweise als Absetz-Schlaflosigkeit (Rebound-Insomnie, Kales et al. 1983) interpretiert werden kann. Unter einer Rebound-Insomnie versteht man eine Verschlechterung der Schlafqualität unter das Ausgangsniveau nach Absetzen eines Hypnotikums. Die Vermutung liegt nahe, daß das Auftreten einer Rebound-Insomnie (Kales et al. 1983) oder das Auftreten von Entzugssymptomen nach plötzlichem (Rickels et al. 1990) oder allmählichem (Schweizer et al. 1990) Absetzen von Benzodiazepin-Hypnotika eine der Hauptgründe für die Langzeiteinnahme dieser Substanzgruppe darstellt, da die Patienten diese unangenehmen Symptome vermeiden wollen.

Weitere Allgemeinarztstudien bestätigen, daß Benzodiazepine meist über viele Jahre eingenommen werden (Geiselmann u. Linden 1991). Die Langzeitverschreibung von Benzodiazepin-Hypnotika steht in deutlichem Widerspruch zu Empfehlungen, wie sie von Schlafmedizinern anläßlich einer Konsensuskonferenz zur Diagnostik und Therapie von Schlafstörungen formuliert wurde (Rüther et al. 1992).

Allgemeine Empfehlungen zur Behandlung von Insomnien

Wann liegt eine behandlungsbedürftige Insomnie vor? Das Diagnostische und Statistische Manual der Amerikanischen Psychiatrischen Vereinigung (DSM-III-R) gibt Diagnosekriterien an, die die Diagnosestellung in der ärztlichen Praxis erleichtern (Tabelle 2). Richtlinien zur Behandlung von Insomnien wurden auf der Konsensuskonferenz in Berlin 1990 erarbeitet (Rüther et al. 1992). Vor Beginn einer Behandlung mit Hypnotika sollte eine gründliche differentialdiagnostische Abklärung erfolgen. Tabelle 3 gibt einen Überblick über die Differentialdiagnostik von Schlafstörungen (Hohagen 1993).
Bei chronischen Insomnien ist eine polygraphische Schlafableitung in einem Schlaflabor sinnvoll, um eine genaue ätiologische Zuordnung der Schlafstörung zu ermöglichen. Angesichts der hohen Comorbidität von Insomnien mit psychiatrischen Erkrankungen, insbesondere mit Depressionen, sollte vor allem an das Vorliegen einer psychiatrischen Störung gedacht werden. Ist die Insomnie Symptom einer Depression, stellt die Gabe eines sedierenden Antidepressivums das Mittel erster Wahl dar. Die erfolgreiche Therapie einer psychiatrischen oder körperlichen Grunderkrankung macht den zusätzlichen Einsatz von Hypnotika oft entbehrlich.

Für Insomnien, bei denen sich keine verursachende Erkrankung nachweisen läßt, wurden folgende Empfehlungen erarbeitet:

1. Situativ ausgelöste und vorhersehbar vorübergehende Insomnien (etwa jetlag, präoperative Insomnien, Schlafstörungen vor Prüfungen). Hier wird

Tabelle 2. Diagnostische Kriterien für Insomnie nach DSM-III-R

A. Die vorherrschenden Beschwerden bestehen in Ein- und Durchschlafschwierigkeiten oder nicht erholsamen Schlaf, d. h. der Patient fühlt sich trotz adäquater Schlafdauer nicht erholt.

B. Die Auffälligkeit in A tritt über die Dauer von mindestens einem Monat wöchentlich mindestens dreimal auf; sie ist so schwerwiegend, daß entweder deutliche Erschöpfung während des Tages beklagt wird oder andere Symptome beobachtet werden, die auf Schlafstörungen zurückführbar sind, z. B. Irritabilität oder eingeschränkte Leistungsfähigkeit.

C. Die Störung tritt nicht ausschließlich im Verlauf einer Störung des Schlaf-Wach-Rhythmus oder einer Parasomnie auf.

Tabelle 3. Differentialdiagnostik von Schlafstörungen

1. Symptomatische Insomnien bei körperlichen Erkrankungen
2. Medikamentös bedingte Insomnien
3. Toxisch bedingte Insomnien
4. Situativ bedingte Insomnien
5. Insomnien bei psychiatrischen Erkrankungen
6. Idiopathische (primäre) Insomnien
7. Pseudo-Insomnien
8. Schlafapnoe-Syndrom
9. Narkolepsie
10. Nächtliche periodische Bewegungsstörungen und Restless legs-Syndrom
11. Parasomnien (z. B. Somnambulismus, Pavor nocturnus, Enuresis, Proxismus etc.)

eine stützende und schlafhygienische Beratung empfohlen. Nur in besonders ausgeprägten Fällen, in denen dies nicht ausreicht, kann für wenige Tage ein schlafförderndes Medikament (z. B. Benzodiazepin) verordnet werden. Es sollte darauf geachtet werden, daß keine längere Medikamenteneinnahme erfolgt.
2. Kurzfristige, maximal 4 Wochen andauernde Insomnien (so bei familiären oder beruflichen Konflikten und Überlastungen). Hier empfiehlt sich als erstes eine schlafhygienische Beratung sowie eine auf das Problem gerichtete situative Beratung, außerdem Entspannungstechniken sowie spezielle verhaltenstherapeutisch orientierte Verfahren, die auch eine Reduktion der bestehenden Belastung mitberücksichtigen. Falls dies nicht ausreicht, kann zusätzlich für in der Regel maximal 3 Wochen ein schlafförderndes Medikament (beispielsweise ein Benzodiazapin-Hypnotikum) verordnet werden.
3. Lang andauernde, mehr als 4 Wochen während Insomnien (eigentliche Insomnien nach DSM-III-R). Hier sollte eventuell erneut eine ausführliche Diagnostik erfolgen, die auf spezielle Schlaferkrankungen wie Apnoe, „restless legs" und chronobiologische Schlafstörungen sowie psychiatrische und somatische Erkrankungen abzielt. Falls eine organische oder psychiatrische Ursache ausgeschlossen werden kann, ist primär eine nichtmedikamentöse Therapie anzuraten, es sollten also schlafhygienische Beratung, Streßreduktionstraining, Entspannungstechniken und Verhaltenstherapieverfahren im Vordergrund stehen. Es sei jedoch ausdrücklich darauf hingewiesen, daß diese Maßnahmen auch bei fast allen symptomatischen Insomnien wesentlicher Bestandteil der Therapie sind. Andererseits kann eine medikamentöse Therapie ergänzend zur nichtmedikamentösen Behandlung den Circulus vitiosus von Anspannung, Angst und Schlafstörungen durchbrechen und den Patienten kooperationsbereiter für eine nichtmedikamentöse Therapieform machen. Durchaus sollte auch ein Versuch mit Phytotherapeutika (etwa Baldrian) gemacht werden, was in einer Reihe von Fällen eine subjektive Besserung erbringen kann. Ob es sich um einen therapeutischen Effekt oder um einen Plazeboeffekt handelt, läßt sich nicht abschließend beurteilen, zumal die Ansprechrate auf Plazebo bei Insomniepatienten hoch ist (Bayer u. Pathy 1985).

Behandlung von Insomnien mit Benzodiazepinen

Von allen Hypnotika stellen Benzodiazepine die bestuntersuchteste Substanzgruppe dar. Ihre Vorteile liegen in der raschen, zuverlässigen und gut dokumentierten schlafinduzierenden Sofortwirkung sowie in ihrer großen therapeutischen Breite. Die pharmakokinetischen Eigenschaften bestimmen sowohl das klinische Profil als auch die Nebenwirkungsmöglichkeiten eines Benzodiazepins (Übersicht s. Nicholson 1989). Unter pharmakokinetischen Gesichtspunkten ist es sinnvoll, die als Schlafmittel verwendeten Benzodiazepine in solche mit kurzer, mittlerer und langer Halbwertszeit zu unterteilen. Hierbei muß die Halbwertszeit sowohl der Ausgangssubstanz als auch der pharmakodynamisch aktiven Metaboliten berücksichtigt werden. Tabelle 4 gibt eine Übersicht über zur Zeit auf dem Markt befindliche Benzodiazepin-Hypnotika mit Angaben der Halbwertszeiten.

Tabelle 4. Eliminationshalbwertzeit und Dosierungsrichtlinien von Benzodiazepin-Hypnotika

Substanz	HWS (Std)	Dosisempfehlung (mg)
Kurz wirksam		
Triazolam	2– 4	0,125–0,50
Brotizolam	4– 8	0,125–0,25
Mittellang wirksam		
Temazepam	6– 16	10,0–40,0
Lormetazepam	9– 15	0,5– 2,0
Oxazepam	4– 15	10,0–20,0
Lang wirksam		
Flunitrazepam	10– 30	1,0– 4,0
Flurazepam*	40–250	15,0–60,0
Nitrazepam	15– 30	2,5–10,0
Diazepam*	30– 45	2,5–15,0

Angaben nach Benkert u. Hippius 1986
* = aktive Metabolite

Die Eliminationshalbwertszeit ist entscheidend, ob Kumulation mit nachfolgenden „carry-over"-Effekten wie anxiolytische Wirkung tagsüber, aber auch Tagessedierung und Beeinträchtigung der Tagesfunktionen auftreten. Bei kurz wirksamen Benzodiazepinen kommt es zwar nicht zur Tagessedierung, es kann jedoch zu frühmorgendlicher Schlafstörung, Angstzuständen tagsüber und zu schnellerer Toleranzentwicklung und ausgeprägter Rebound-Insomnie kommen (Kales et al. 1983). Die lang wirksamen Benzodiazepine zeigen einen späteren Wirkungseintritt sowie eine geringere Ausprägung von Toleranzentwicklung und Rebound-Insomnie. Im höheren Lebensalter kann sich die Pharmakokinetik der Benzodiazepine verändern. Metabolismus und Elimination der meisten Benzodiazepine sind zum Teil erheblich verlangsamt, so daß die Halbwertszeit um mehr als die Hälfte verlängert sein kann (Parkes 1985). Auf der anderen Seite kommt es im höheren Lebensalter vor allem zu einer größeren Streuung der Plasmaspiegel, so daß nicht in jedem Fall eine Verlängerung der Wirkdauer erfolgt. Da erhebliche interindividuelle Unterschiede bestehen und im Einzelfall nicht vorhersehbar ist, wie der Patient reagiert, muß vorsichtig einschleichend dosiert werden.

Weitere Nebenwirkungen sind beim Einsatz von Benzodiazepinen zu bedenken. Nächtliche Atemregulationsstörungen, wie z. B. ein Schlaf-Apnoe-Syndrom, sollten ausgeschlossen sein, da Benzodiazepine atemsuppressiv wirken. Im höheren Alter muß mit paradoxen Reaktionen und nächtlichen Verwirrtheitszuständen mit zum Teil Amnesien gerechnet werden. In Kombination mit teilweise ausgeprägter Muskelrelaxation und Koordinationsstörungen kann dies zu einem erhöhten Risiko von Knochenfrakturen nachts führen (Ray et al. 1987). In sehr seltenen Fällen kann es auch meist unter gleichzeitiger Einnahme von Benzodiazepinen und Alkohol auch bei jüngeren Menschen zu mnestischen Funktionsstörungen bis hin zur anterograden Amnesie kommen (Kales u. Kales 1987).

Obwohl gezeigt werden konnte, daß Benzodiazepin-Hypnotika auch nach 24 Wochen regelmäßiger Einnahme noch wirkungsvoll sein können (Oswald et al. 1982), kommt es bei kontinuierlicher Einnahme von Benzodiazepinen häufig zu einer Toleranzentwicklung gegenüber dem hypnotischen Effekt, die bereits nach 2–6 Wochen klinisch als Wirkverlust in Erscheinung treten kann (Kales et al. 1983; Tyrer u. Murphy 1987). Versucht der Patient, der nachlassenden Wirkung durch eine Steigerung der Dosis zu begegnen, kann sich eine echte Abhängigkeit entwickeln. Besonders häufig scheint bei Insomniepatienten eine „low dose dependency" zu sein (Schneider-Hellmert 1988; Luderer 1987). Nach längerer Einnahme

von Benzodiazepinen kommt es bei fast allen Patienten zu Entzugserscheinungen (Rickels et al. 1990; Schweizer et al. 1990), die sich in innerer Unruhe, Schweißausbruch, Appetitstörung, Antriebslosigkeit, Tremor und anderen Entzugssymptomen äußern.
Entschließt man sich zu einer Insomniebehandlung mit Benzodiazepinen, sollte mit dem Patienten ein Behandlungszeitraum festgelegt werden. Auf die Möglichkeit von Entzugserscheinungen und Rebound-Insomnie ist hinzuweisen. Eine Langzeitverordnung von Benzodiazepinen sollte wegen der Gefahr einer Abhängigkeit und fehlendem klinischen Wirknachweis vermieden werden. Einige Arbeitsgruppen sind der Meinung, daß eine kleine Untergruppe von Insomniepatienten nur mit einer Dauergabe von Hypnotika befriedigend behandelt werden kann. In diesem Falle sollten die Benzodiazepine im Rahmen einer Intervallbehandlung, d. h. möglichst nicht häufiger als zwei- bis dreimal pro Woche, gegeben werden.

Behandlung von Insomnien mit sedierenden Antidepressiva

Ist die Insomnie Symptom einer depressiven Erkrankung, stellen sedierende Antidepressiva Mittel erster Wahl dar. In zwei Studien konnte ein guter schlaffördernder Effekt von Trimipramin bei depressiven Patienten nachgewiesen werden (Wiegand et al. 1986; Ware et al. 1989). Auch bei primären Insomnien, bei denen keine psychiatrische Erkrankung vorliegt, kann der Einsatz von sedierenden Antidepressiva, wie z. Amitriptylin, Doxepin oder Trimipramin, sinnvoll sein. Einschränkend muß hinzugefügt werden, daß kaum kontrollierte Studien zur Indikation einer Behandlung primärer Insomnien mit sedierenden Antidepressiva vorliegen. In einer eigenen Studie konnte gezeigt werden, daß Trimipramin bei primären Insomnien im Schlaf-EEG die Schlafdauer um eine Stunde erhöhen und die Schlafeffizienz deutlich verbessern konnte. Die Patienten gaben subjektiv eine Besserung des Schlafes sowie verbessertes Wohlbefinden tagsüber an. Eine Rebound-Insomnie trat 3 Tage und 14 Tage nach Absetzen von Trimipramin nicht auf (Hohagen et al. zur Publikation eingereicht). Sedierende Antidepressiva sind wegen des fehlenden Abhängigkeitspotentials und der geringen Gefahr einer Rebound-Insomnie vor allem bei chronischen Insomniepatienten indiziert, bei denen über längere Zeit eine medikamentöse Insomniebehandlung durchgeführt werden muß. Sie sollten auch bei Insomniepatienten mit Benzodiazepin- oder Alkoholabhängigkeit in der Vorgeschichte eingesetzt werden.
Der therapeutische Nutzen muß jedoch gegen mögliche Nebenwirkungen und Risiken abgewogen werden. Regelmäßige Blutbild- und Leberwertkontrollen sind erforderlich, kardiovaskuläre Nebenwirkungen müssen bedacht werden. Bei älteren Patienten kann es wegen der anticholinergen Nebenwirkungen zu nächtlicher Verwirrtheit und deliranten Zustandsbildern kommen. Engwinkelglaukom und Prostatahypertrophie stellen ebenfalls Kontraindikationen bei anticholinerg wirksamen Antidepressiva dar. Akkommodationsstörungen und verminderte Speichelsekretion werden vom Patienten oft als unangenehme Nebenwirkungen beschrieben und können die Compliance erschweren. Nach abruptem Absetzen von Antidepressiva kann es in seltenen Fällen zu Entzugsphänomenen kommen, die meist durch eine cholinerge Überaktivität nach vorausgegangener cholinerger Suppression erklärt werden können (Dilsaver u. Greden 1984).

Verglichen mit den Benzodiazepin-Hypnotika ist die Dosisfindung bei sedierenden Antidepressiva schwieriger. Während einige Patienten schon auf 25 mg Trimipramin ansprechen, benötigen andere Patienten bis zu 200 mg Trimipramin, um eine Verbesserung der Schlafqualität zu erzielen. Deshalb muß für jeden Patienten eine individuelle Dosis gefunden werden.

Behandlung von Insomnien mit Neuroleptika

Schlafstörungen, die im Rahmen von psychotischen Erkrankungen aus dem schizophrenen Formenkreis auftreten, können mit niederpotenten, sedierenden Neuroleptika behandelt werden. Bei primären Insomnien sollten Neuroleptika wegen der Gefahr der Spätdyskinesien bei jungen Patienten nicht eingesetzt werden. Bei Schlafstörungen im höheren Lebensalter können vor allem bei nächtlichen Verwirrtheitszuständen sedierende Neuroleptika wie Dipipamperon oder Melperon indiziert sein. Einschränkend muß auch hier gesagt werden, daß keine kontrollierten Studien zur Schlafinduktion durch Neuroleptika vorliegen. Gerade im höheren Lebensalter ist vor Verschreibung eines Hypnotikums eine gründliche Differentialdiagnose unter Einschluß psychiatrischer und somatischer Ursachen notwendig. Besondere Beachtung sollten Veränderungen des Schlafes im höheren Lebensalter wie Verschiebung des Schlaf-Wach-Rhythmus mit zu frühen Zubettgehzeiten und vermehrtem Tagesschlaf mit Auflösung eines Schlaf-Wach-Rhythmus finden (Hohagen u. Berger 1992). Auch beim Einsatz von Neuroleptika müssen mögliche Nebenwirkungen und Risiken beachtet werden. Neben Blutbild- und Leberwertveränderungen können Akathisie und extrapyramidalmotorische Nebenwirkungen auftreten. Auch kardiovaskuläre Nebenwirkungen sind zu beachten.

Behandlung von Insomnien mit Benzodiazepin-Nachfolgesubstanzen

In den letzten Jahren wurden Zopiclon und Zolpidem, zwei neue Hypnotika der Stoffgruppe der Cyclopyrrolone, als Schlafmittel eingeführt. Beide Substanzen zeigen eine prompte und gute schlafinduzierende Wirkung. Sie binden wie Benzodiazepine am Benzodiazepinrezeptor (Trifiletti u. Snyder 1984). Zur Zeit wird untersucht, ob auch nach Absetzen dieser zwei neuen Substanzen eine Rebound-Insomnie und Abhängigkeit auftreten kann, ähnlich wie bei den Benzodiazepinen. Bis zum Beweis des Gegenteils sollte man davon ausgehen, daß Zopiclon und Zolpidem ähnliche Vor- und Nachteile bzw. Risiken aufweisen wie die bekannten Benzodiazepin-Hypnotika.

Zusammenfassend bleibt festzuhalten, daß eine wirkungsvolle medikamentöse Behandlung von Insomnien mit verschiedenen Substanzgruppen möglich ist. Der Einsatz der einzelnen Substanzen in der Insomniebehandlung richtet sich nach dem klinischen Bild sowie nach dem Wirkungs- und Nebenwirkungsprofil des Medikaments. Der gezielte Einsatz eines Hypnotikums sollte erst nach gründlicher Differentialdiagnose und ätiologischer Zuordnung der Schlafstörung erfolgen. Nichtmedikamentöse Behandlungsverfahren wie Entspannungstraining, Schlafrestriktion und verhaltenstherapeutische Techniken sollten vor allem bei der Behandlung chronischer Insomnien gegen den therapeutischen Nutzen bzw. die Risiken und Nebenwirkungsmöglichkeiten einer medikamentösen Insomniebehandlung abgewogen werden.

Literatur

American Psychiatric Association (1987) Diagnostic and Statistical Manual of Mental Disorders (revised version)

Bayer AJ, Pathy MS (1985) Requests for hypnotic drugs and placebo response in elderly hospital inpatients. Postgrad Med J 61:317-320

Benkert O, Hippius H (1986) Psychiatrische Pharmakotherapie. Springer, Berlin Heidelberg New York Tokyo

Bixler EO, Kales A, Soldatos CR, Kales JD, Healy S (1979) Prevalence of sleep disorders in the Los Angeles metropolitan area. Am J Psychiatry 136:1257-1262

Dilsaver SC, Greden JF (1984) Antidepressant withdrawal phenomena. Biol Psychiatr 19 (2):237-256

Geiselmann B, Linden M (1991) Prescription and intake patterns in long-term and ultra-long term benzodiazepine treatment in primary care practice. Pharmacopsychiatr 24:55-61

Hohagen F (1993) Diagnostik und Therapie von Insomnien. Extracta Psychiatrica 12:26-36

Hohagen F, Berger M (1992) Schlaf und Schlafstörungen im höheren Lebensalter. In: Häfner H, Heimann H, Pflug B (Hrsg) Aktuelle Psychiatrie, B 8. Fischer, Stuttgart Jena New York S 157-169

Hohagen F, Fritsch Montero R, Weiss E, List St, Schönbrunn E, Dressing H, Riemann D, Berger M (zur Publikation eingereicht) Treatment of primary insomnia with trimipramine – a pilot study

Hohagen F, Rink K, Käppler C, Schramm E, Riemann D, Weyerer S, Berger M Prevalence and treatment of insomnia in general practice – A longitudinal study european. Arch Gen Psychiatry and Neuroscience (in press)

Kales JD, Kales A (1987) Clinical selection of benzodiazepine hypnotics. Psychiatric Medicine 2:229-241

Kales A, Soldatos CR, Bixler EO, Kales JD (1983) Rebound insomnia and rebound anxiety: a review. Pharmacology 26:121-137

Karacan I, Thornby JI, Anch M, Holzer CE, Warheit GJ, Schwab JJ, Wiliams RL (1976) Prevalence of sleep disturbance in a primarily urban Florida County. Soc Sci Med S 1, 1974 10:239-244

Karacan I, Thornby JI, Williams RL (1983) Sleep disturbance: A community survey. In: Guilleminault C, Lugaresi E (eds) Sleep/wake disorders: Natural history, epidemiology, and long-term evolution. Raven Press, New York, pp 37-60

Luderer HJ (1987) Benzodiazepine – Mißbrauch und Abhängigkeit. Fundamenta Psychiatrica 1:107-111

Mellinger GD, Balter MG, Uhlenhuth EH (1985) Insomnia and its treatment. Arch Gen Psychiatry 42:225-232

Nicholson AN (1989) Hypnotics: clinical pharmacology and therapeutics. In: Kryger MH et al. (eds) Principles and practice of sleep medicine. Saunders Philadelphia, London, Toronto pp 219-227

Oswald J, Frenck C, Adam K, Gilham J (1982) Benzodiazepine hypnotics remain effective for 24 weeks. Br Med J 284:860-863

Parkes JD (1985) Sleep and its disorders. Sanders, London

Ray WA, Griffin MR, Schaffner W, Baugh DK, Melton LJ III (1987) Psychotropic drug use and the risk of hip fracture. N Engl J Med 316:363-369

Rickels K, Schweizer E, Case WG, Greenblatt DJ (1990) Long-term therapeutic use of benzodiazepines. I. Effects of abrupt discontinuation. Arch Gen Psychiatry 47:899-907

Rüther E, Berger M, Blume H et al. (1992) Epidemiologie, Pathophysiologie, Diagnostik und Therapie von Schlafstörungen. Ergebnisse einer Consensus-Konferenz der Arbeitsgemeinschaft Klinischer Schlafzentren (AKS) und der Arbeitsgemeinschaft für Neuropsychopharmakologie und Pharmakopsychiatrie (AGNP). Münch Med Wochenschrift 134 (28/29):460-466

Schneider-Helmert D (1988) Why low-dose benzodiazepine – dependent insomniacs can't escape their sleeping pills. Acta Psychiatr Scand 78:706-711

Schramm E, Hohagen F, Käppler C, Berger M (zur Publikation eingereicht) Insomnia and its correlates: Role of psychiatric diagnoses using DSM-III-R.

Schweizer E, Rickels K, Case WG, Greenblatt DJ (1990) Long-term therapeutic use of benzodiazepines. II. Effects of gradual taper. Arch Gen Psychiatry 47:908-915

Trifiletti R, Snyder S (1984) Anxiolytic cyclopyrrolones zopiclone and suriclone bind to a novel site linked alostericaly to benzodiazepine receptors. Mol Pharmacol 26:458-469

Tyrer P, Murphy S (1987) The place of benzodiazepines in psychiatric practice. Br J Psychiatr 151:719-723

Ware JC, Brown FW, Moorad PJ, Pittard JT, Cobert B (1989) Effects on sleep: a double-blind study comparing trimipramine to imipramine in depressed insomniac patients. Sleep 12(6):537–549

Wellstein L, Dement WC, Redington D, Guilleminault C, Mitler MM (1983) Insomnia in the San Francisco Bay Area: A telephone survey. In: Guilleminault C, Lugaresi E (eds) Sleep/wake disorders: Natural history, epidemiology, and long-term evolution. Raven Press, New York, pp 73–85

Weyerer S, Dilling H (1991) Prevalence and treatment of insomnia in the community: Results from the upper bavarian field study. Sleep 14(5):392–398

Wiegand M, Berger M, Zulley J, von Zerssen D (1986) The effect of trimipramine on sleep in patients with major depressive disorder. Pharmacopsychiatry 19:198–199

Merksätze für die Praxis

WELCHE KRITERIEN SIND BEI DER THERAPIE
DER INSOMNIEN ZU BEACHTEN?

1. Vor Therapiebeginn:
   - Differentialdiagnose?
   - Grundregeln der Schlafhygiene?
   - Vorbehandlungen?
   - Überweisung in ein Schlaflabor sinnvoll?

2. Nichtmedikamentöse Insomniebehandlung:
   - Schlafhygiene
   - Entspannungstraining
     (progressive Muskelrelaxation, autogenes Training)
   - kognitive Verhaltenstherapie, Schlafrestriktion

3. Medikamentöse Insomniebehandlung
   - Klare Indikation
   - Kleinstmögliche Dosis
   - Behandlungszeitraum begrenzen
   - Bei Langzeitmedikation sedierende Antidepressiva oder Intervalltherapie mit Benzodiazepinen
   - Nebenwirkungen und Risiken beachten

4. Beendigung der medikamentösen Behandlung
   - Hypnotikum langsam absetzen
   - Bei Benzodiazepingabe Entzugssymptome und Rebound-Insomnie beachten

Bedeutung der Schlafmitteltherapie bei der Behandlung der psychophysiologischen Insomnie – ein Erfahrungsbericht

Brigitte Kurella

Die Schlafmedizin, der Bereich der Medizin, der sich mit dem Schlaf-Wach-Verhalten und dessen Störungen befaßt, hat in den letzten Jahren viel experimentelles und empirisches Detailwissen zusammengetragen. Die neue internationale Klassifikation der Schlafstörungen umfaßt mehr als 80 einzelne diagnostische Einheiten. Dennoch gehört der Schlaf zu den Geheimnissen des menschlichen Seins und die Bedeutung der einzelnen Schlafparameter (Dauer, Tiefe, Zyklizität, Spindeln, K-Komplexe usw.) für den Organismus im allgemeinen und die Psyche im Besonderen sind noch nicht geklärt. Die Behandlung von Schlafstörungen erfordert neben dem Wissen um die Physiologie und Pathologie des Schlafs viel psychologisches Feingefühl und Verständnis und ein individuelles Herangehen an einen jeden Patienten.

Neben den symptomatischen Insomnien, die eine Haupterkrankung begleiten, bzw. durch diese verursacht werden, sind es insbesondere die psychophysiologischen oder psychosozial bedingten Insomnien, die die Patienten zum Allgemeinarzt und überhaupt zum niedergelassenen Arzt führen, und die entsprechenden Ärzte vor die Frage stellen: Schlafmittel geben oder nicht geben.

Die Einstellung zur medikamentösen Therapie der Insomnien schwankt zwischen dem leichtfertigen und unkritischen Verschreiben eines Routinepräparats bis zur vollständigen Verdammung der Schlafmedikamente und zur ausschließlichen Behandlung mit psycho-, physio- und phytotherapeutischen Maßnahmen. Richtig ist eine komplexe Therapie, bei der die medikamentöse Behandlung nur einen, wenn auch oftmals wichtigen Teil der Therapie darstellt.

Im folgenden soll hier ein Modell vorgestellt werden, das die Entwicklung einer psychophysiologischen Insomnie aufzeigt und den Angriffspunkt unterschiedlicher Behandlungsstrategien und ihre Wechselbeziehung sichtbar und verständlich macht. Dieses Modell kann helfen, die Bedeutung und die Grenzen der medikamentösen Behandlung der Schlafstörungen besser zu erkennen und einzuordnen.

Konflikte, übermäßige vor allem psychische Belastungen am Tag, die Anhäufung unerledigter Aufgaben und unlösbar scheinenden Probleme oder die Erwartung einer solchen Situation am nächsten Tag führen zu einer Störung des Schlafs. Diese Erfahrung hat sicher ein jeder von uns gemacht (Abb. 1, Faktoren 1 → 2). Eine einzelne schlafdeprivierte Nacht führt meist nicht zu einer Leistungsminderung am darauffolgenden Tag, sondern hat sogar eine eher euphorisierende Wirkung. Erst wenn die Ursache andauert und Schlafdauer und Schlafqualität an mehreren aufeinanderfolgenden Nächten gestört sind, führt das zur Tagesmüdigkeit, zur Verminderung der Leistungsfähigkeit und der Streßtoleranz und zu nicht adäquaten Reaktionen (Abb. 1, Faktoren 2 → 3). Diese Verminderung der Lei-

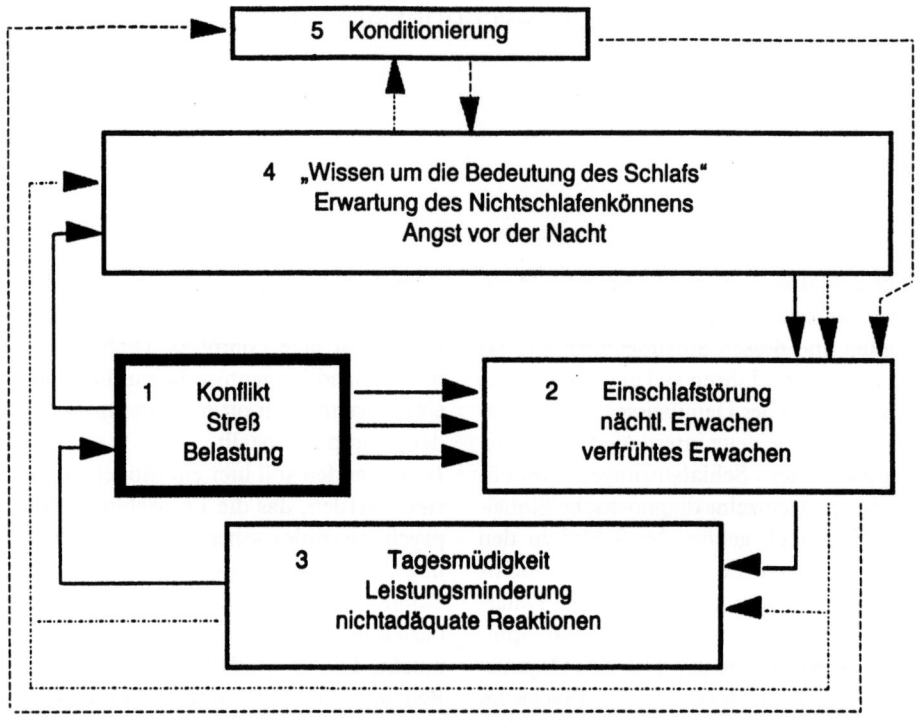

Abb. 1. Modell der Entstehung einer psychophysiologischen Insomnie

stungsfähigkeit und der Selbstkontrolle am Tag trägt ihrerseits zu einer Verschlechterung der Konfliktbewältigung bei (Abb. 1, Faktoren 3→1). Somit schließt sich ein Kreis, es baut sich ein Circulus vitiosus mit einer positiven Rückkopplung auf. Die Konflikte werden größer, die Schlafstörungen werden stärker und die Folgen des gestörten Nachtschlafs nehmen auch zu.

Wird dieser Kreis nicht durchbrochen, erweitert er sich um einen weiteren Faktorenkomplex (Abb. 1, Faktor 4). Das Nichtschlafenkönnen wird zu einer störenden Gewohnheit, es wird erwartet, oftmals mit Angstgefühlen. Und diese Angst vor den Folgen der schlaflosen Nacht und schließlich vor der Nacht selbst, die Erwartung des Nichtschlafenkönnens sind es nun, die die Schlafstörung aufrechterhalten können, sogar dann, wenn die Faktoren 1 und 3 nicht mehr wirken. Spätestens hier wird die Insomnie zu einer unabhängigen Größe, zu einer selbstständigen Krankheit.

Bei Wiederholung der Kombination – im-Bett-Liegen und nicht-Schlafen-Können und bei gleichzeitiger Bekräftigung mit negativem Erleben (Angst, Ärger, Erwartung) – wird diese Kopplung konditioniert (Faktor 5). Die Nacht, das Bett werden zu einem bedingten Reiz für das Nicht-Schlafen-Können. Solche Patienten, und es trifft für die meisten chronischen Insomnien zu, schlafen die erste Nacht im Labor besser als zu Hause (paradoxer „first night" Effekt), sie berichten, daß sie abends sehr müde und schläfrig sind, aber wieder munter werden, sobald sie sich in's Bett legen. So können bestimmte Schlafmuster erlernt werden.

Ausgehend von dem Modell kann man einem jeden Kästchen eine Behandlungsstrategie, einen Behandlungskomplex zuweisen.

Faktor 1 – Eine große, ja in einigen Fällen entscheidende Bedeutung würde der Sozialtherapie zufallen. Aber das ist, wie es schon im Zusammenhang mit anderen sozialen Prozessen gesagt wurde – das Einfache, das schwer zu machen geht. Hier, am Faktor 1, kann und soll auch die Psychotherapie aufgreifen, indem sie den Patienten befähigt, die Probleme zu wichten, sie am Tag zu klären bzw. zu verringern.

Die Schlafmittel wirken unmittelbar auf den Faktor 2.

Faktor 3 – Patienten, bei denen das Tagesbefinden der Schlafstörung nicht adäquat, also auch unabhängig vom Schlaf schlecht ist, kann durch die Gabe von Medikamenten, die auf das Tagesbefinden wirken, oder auch durch aktivierende Maßnahmen am Tag geholfen werden. (Das trifft oftmals für Alterspatienten zu).

Faktor 4 – Die Psychotherapie und die Kognitive Therapie greifen am Faktor der ängstlichen Erwartung an.

Faktor 5 – Der Lerneffekt kann mit verhaltenstherapeutischen Maßnahmen (z. B. Stimuluskontrolle und Restriktionstherapie) beeinflußt werden.

Je nach Überwiegen der Faktoren wird man die notwendige Therapie auswählen, aber es wird nie eine Monotherapie sein können.

Dieses Modell, so simpel es auch ist, zeigt deutlich die Grenzen der medikamentösen Therapie, die sich direkt auf den Faktor Schlaf richtet. Der Patient lernt schnell, daß er mit der Tablette besser schlafen kann. Diese Erfahrung nimmt ihm aber nicht die Angst vor der Nacht OHNE Tablette. Sie löst nicht die Konflikte, vermindert nicht den objektiven Streß und vermindert unter Umständen, z. B. bei schlechter Auswahl des Präparates, auch nicht die Tagesmüdigkeit. Die Tablette erhöht aber die Streßtoleranz, sie durchbricht den Circulus vitiosus und gibt dem Patienten evtl. Zeit, an der Konfliktlösung zu arbeiten. Sie kann die Dauer einer begrenzten Belastungssituation überbrücken, sie hilft auch, über eine Zeitlang regelmäßig gegeben, einen normalen Tag-Nacht-Rhythmus wieder herzustellen, der in diesen Fällen oftmals gestört ist.

Aber es werden nur wenige Patienten sein, die nach 2- bis 4wöchiger oder auch 3monatiger Schlafmitteleinnahme (was versteht man da unter möglichst kurzer Verschreibungsdauer?) ihre Schlafstörungen los sind, die also nicht mehr mit gestörtem Schlaf auf die noch andauernde Ursache reagieren. Die erste Nacht ohne Tablette (und nach mehrwöchiger Therapie kann schon ein Reboundphänomen auftreten) zeigt es ihnen meist sehr deutlich und so ist der Wunsch, das Bedürfnis nach weiterer Tabletteneinnahme vorprogrammiert und verständlich.

Andererseits wird der Arzt mit der langwierigen Verhaltens- oder Psychotherapie dem akuten Bedürfnis des Patienten, den Schlaf zu kontrollieren und den Tagesaufgaben zu entsprechen, nicht gerecht.

Die Notwendigkeit einer Kombination der Behandlungsmethoden, möglichst von Anfang an, liegt also auf der Hand. Die Behandlung der Patienten muß in einem jeden Fall individuell abgestimmt werden. Die Patienten müssen wissen, daß es dabei keine fertigen Lösungen gibt und daß es auf ihre Mitarbeit ankommt. Bei der Arbeit mit schlafgestörten Patienten, bei denen keine organische oder psychiatrische Verursachung der Insomnie gefunden wurde, haben wir uns fol-

gende Behandlungsrichtlinien ausgearbeitet.
Bei älteren Patienten, die am Tag keinem Leistungsdruck ausgesetzt sind, bei denen die Rückkopplung zwischen Faktor 3 und Faktor 1 nicht unmittelbar besteht und die Gefahr eines Circulus vitiosus nicht mehr gegeben ist, streben wir, nach Ausschluß organischer oder psychiatrischer Haupterkrankungen, ein vollständiges Absetzen der bis dahin meist in größeren Mengen, über längere Dauer und mit geringer Wirkung gebrauchten Schlafmittel an. Nach gründlicher Analyse (Protokolle, Aktometer, Schlafpolygraphie, evtl. Leistungsdiagnostik) werden die Patienten informiert, beraten, entwöhnt und evtl. verhaltenstherapeutisch geführt. Dabei lernen sie, ihr Schlaf-Wach-Verhalten neu einzuschätzen. Wird aber von einem solchen Patienten ein Benzodiazepin in niedriger Dosierung über lange Dauer mit gutem Erfolg genommen, sehen wir meist keine Ursache, diese Medikation zu verändern.

Bei Patienten, die unter Leistungsdruck stehen, besteht nach unserer Auffassung das Behandlungsziel in einem aufgeklärten und behutsamen Umgang mit einem für diesen Patienten effektiven Schlafmittel. Unter behutsam verstehen wir eine Intervallmedikation, bei der der Patient maximal 2- bis 3mal in der Woche das Schlafmittel an von ihm selbst nach eigenen Kriterien ausgewählten Tagen abends präventiv einnimmt.

Abschließend möchte ich betonen – die Schlafmedizin ist ein interdisziplinärer Bereich und setzt ein gutes Zusammenarbeiten der Allgemeinärzte, der Neurologen und Psychiater und Psychologen mit den Schlaflaboren voraus.

Diskussion

Rüther: Wie wurde in den neuen Bundesländern früher mit Schlafstörungen umgegangen?

Kurella: Auf dem Gebiet der ehemaligen DDR gab es keine diagnostischen Schlaflabore. Die beiden bestehenden Schlaflabore – in der Charité und im Wilhelm-Griesinger-Krankenhaus – standen zu fast 90% der Forschung und nur zu etwa 10% der Diagnostik zur Verfügung. Die Behandlung lag vorwiegend in der Hand der Allgemeinärzte, die größtenteils in Polikliniken organisiert waren, zum geringeren Teil auch bei den Neurologen, u. a. Fachärzten. Es gab keinen gemeinsamen Konsens, wie vorgegangen werden sollte.

Zu den Medikamenten: In der DDR gab es 3 Benzodiazepine – Nitrazepam, Diazepam und das Chlordiazepoxid. Alle drei gehören zu den langwirkenden Benzodiazepinen. Darüberhinaus gab es Kombinationspräparate, die z. T. auch Barbiturate enthielten. Relativ oft wurden auch schwache Neuroleptika verschrieben. Die Gesamtzahl der als Schlafhilfe verwendbaren Präparate war damit sehr klein und der Übergang zu dem übermäßigen Angebot jetzt fällt nicht leicht. Viele unserer Patienten, die in das Schlaflabor kommen, erhalten über lange Zeit und bis jetzt Nitrazepam oder Chlordiazepoxid.

Felber: Ich denke, die Patienten sind bis zu 90% und mehr beim praktischen Arzt behandelt worden, ganz überwiegend medikamentös. Natürlich haben sich in den letzten 10 Jahren auch die kleineren psychotherapeutischen Methoden installiert, siehe autogenes Training und Gesprächsgruppen, bis hin, wenn das im Rahmen schwererer Störungen war, natürlich dann auch über Gesprächsgruppen zur dynamisch intendierten Psychotherapie. Aber überwiegend erfolgten die Therapien in den Allgemeinpraxen.

Rüther: Aber mit starkem psychotherapeutischen Einschlag bei Schlafstörungen.

Kurella: Der psychotherapeutische Einschlag beschränkt sich vor allen Dingen auf das autogene Training. Viele unserer Patienten mit chronischer Insomnie haben Erfahrung damit. Die meisten berichten über einen anfänglichen Erfolg, der aber nach einiger Zeit an Wirksamkeit verliert.

Rüther: Mir ist bei Herrn Hohagen aufgefallen, daß Benzodiazepine, Antidepressiva, Neuroleptika und dann die neueren beiden Schlafmittel verordnet werden. Haben Sie gar keine Barbiturate mehr?

Hohagen: In unserer Studie war es so, daß 2 oder 3 Patienten Mischpräparate genommen haben, aber keine reinen Barbiturate.

Felber: Diese Substanz haben wir bis zuletzt verordnet, Phenobarbital usw.

Rüther: Ich bin nach wie vor der Meinung, außer dem Phenobarbital sollte keines mehr im Handel sein. Trotzdem würde ich dies noch einmal wissenschaftlich untersuchen.

Hippius: Bei uns tauchen sie als Schlafmittel nicht auf. Wo wird dann dieses Medikament eingesetzt?

Rüther: Barbiturate werden eingesetzt bei der Behandlung von Alkoholdelirien und Epilepsie.

Medikamentöse Therapie von Schlafstörungen

G. Hajak

Die Bedeutung der Pharmakotherapie in der Therapie von Ein- und Durchschlafstörungen

Zwanzig bis 30% der Bevölkerung in den westlichen Industriestaaten leiden an Schlafstörungen. In etwa der Hälfte der Fälle liegt eine schwere, d. h. vermutlich behandlungsbedürftige Schlafstörung vor. In Westdeutschland klagen 7% der Bürger über häufige oder ständig auftretende Schwierigkeiten ein- oder durchzuschlafen, die nach Einschätzung der Betroffenen nicht durch äußere Umstände (z. B. Ruhestörung) bedingt sind (Hajak u. Rüther 1992). Ein- und Durchschlafschwierigkeiten sind dabei die Kardinalsymptome einer Insomnie (APA, 1987). Vor allem ältere Menschen sind davon betroffen (Hajak et al. 1992b, c). Es gibt ausgearbeitete Therapiekonzepte zur Behandlung dieser Beschwerden (Hajak et al. 1992a; 1993; Hajak u. Rüther 1993a) mit z. B. Regeln der Schlafhygiene, Spezialverfahren wie Stimuluskontrolle, individueller Verhaltenstherapie, Schlafrestriktion oder Entspannungsmethoden wie autogenem Training und progressiver Muskelrelaxation. Das Angebot solcher ärztlich kontrollierter, nichtmedikamentöser Therapieverfahren steht allerdings weit hinter dem Bedarf zurück. Es verwundert daher nicht, daß 3% der Westdeutschen täglich oder mehrfach in der Woche und weitere 4% wenigstens einige Male im Monat Schlafmittel zu sich nehmen (Hajak u. Rüther 1992).

Die Pharmakotherapie hält aus obengenanntem Grund die Schlüsselstellung bei der Behandlung von Ein- und Durchschlafstörungen inne. Dies basiert nicht zuletzt auch auf der geringen Patientencompliance für langwierige nichtmedikamentöse Verfahren und dem sofortigen Therapieerfolg bei Erstbehandlung mit adäquat dosierten Hypnotika.

Die Rote Liste 1993 nennt rund 200 Präparate mit einer schlafanstoßenden oder sedierenden Wirkung, die sich zur Behandlung von Ein- oder Durchschlafstörungen einsetzen lassen. Es ist für den Arzt also relativ einfach, ein vermutlich geeignetes Präparat für den Patienten zu finden. Es ist verlockend und leider auch die tägliche Praxis, den Fundus von Hypnotika und Sedativa sofort bei Schilderung von Schlafbeschwerden durch den Patienten zu nutzen. Der Arzt muß sich beim Griff zum Rezeptblock allerdings im Klaren sein, daß Ein- und Durchschlafstörungen primär Symptome sind, die infolge unterschiedlichster Erkrankungen auftreten können. Für Schlafstörungen gilt daher noch mehr als für andere Erkrankungen das Grundprinzip ärztlichen Handelns, die Ursache der Störung vor Therapiebeginn abzuklären.

Ursachenklärung vor Therapiebeginn

In dem komplexen Spektrum ätiologischer Faktoren der Ein- und Durchschlafstörungen, liegt der Anteil körperlich begründbarer Ein- und Durchschlafprobleme zwischen 28% und 43% (Hajak u. Rüther 1991; Coleman 1983; Jacobs et al. 1988). Ruhelose Beine bzw. periodische Bewegungen der Beine im Schlaf (früher auch Myoklonien genannt), Schlaf-Apnoen, schlafassoziierte Herzrhythmusstörungen, Schmerzsyndrome oder Stoffwechselstörungen wie nächtliche Hypoglykämien oder eine Hypo- oder Hyperthyreose sind die häufigsten organischen Störungen, die mit Hypnotika allein unzureichend behandelt wären und den Einsatz spezifischer Therapiemaßnahmen aus dem internistischen und neurologischen Fachgebiet erfordern. Bei Patienten mit Durchschlafstörungen aufgrund schlafgebundener Atemstillstände (Schlaf-Apnoe-Syndrom) würden Hypnotika die Atmungsstörung sogar verschlechtern. Schnarchen, Adipositas, arterielle Hypertonie, morgendlicher Kopfschmerz, unwillkürliches Einschlafen am Tage und Berichte von nächtlichen Atempausen sind Symptome dieser Erkrankung, die eine Kontraindikation für die Anwendung von Schlafmitteln darstellt. Eine Medikamentenabhängigkeit kann ebenso die Ursache von Schlafstörungen sein. Immerhin 5-10% der Schlafgestörten in Spezialambulanzen haben ihre Schlafstörung im Zusammenhang mit einem Medikamenten- oder Suchtmittelabusus (z. B. Alkohol) (Hajak u. Rüther 1991; Coleman 1983; Jacobs et al. 1988). Chronisch Schlafgestörte, die sich wegen bleibender Beschwerden an Schlafspezialisten wenden, nehmen zu über 80% ein Hypnotikum ohne zufriedenstellende Wirkung ein (Nedopil u. Rüther 1984).

Mit der erneuten Verschreibung von Tabletten allein wird diesen Patienten mehr Schaden als Nutzen gebracht.

Letztendlich befinden sich unter den Patienten mit Ein- oder Durchschlafstörungen zwischen 31% und 38% psychiatrisch Erkrankte, d. h. vor allem Patienten mit Neurosen, Psychosen oder Persönlichkeitsstörungen (Hajak u. Rüther 1991; Coleman 1983; Jacobs et al. 1988). Häufig treten Schlafprobleme vor allem bei Depressionen (Rüther u. Hajak 1991) oder Angsterkrankungen (Hajak u. Bandelow 1993) auf. Wenn hier ein medikamentöses Konzept versucht wird, muß es auf der Gabe von Antidepressiva oder Anxiolytika beruhen und darf Hypnotika nur als Zusatzpräparate einschließen.

Aus der Verteilung der Ursachen chronischer Ein- und Durchschlafstörungen läßt sich zum einen die Notwendigkeit ableiten, die Patienten unter psychiatrisch-psychologischen Gesichtspunkten zu explorieren. Dies schließt ein, daß man die insomnietypischen Komponenten psychiatrischer Erkrankungen erfaßt. Zum anderen wird offensichtlich, daß gezielte Methoden zur Diagnostik organischer Ursachen eingesetzt werden müssen, um körperliche Ursachen von Ein- und Durchschlafstörungen zu erfassen.

Polysomnographie als Behandlungsgrundlage

In mehr als der Hälfte aller Patienten mit Schlafbeschwerden kann ein erfahrener Hausarzt mit einer gezielten Exploration von etwa $1/2$ Stunde eine einigermaßen sichere Zuordnung von psychogenen und organisch bedingten Schlafstörungen vornehmen.

Nach der vorherrschenden Meinung von Schlafexperten kommt allerding der polygraphischen Messung physiologischer

Parameter im Schlaflabor die größte Bedeutung bei der Diagnostik von Ein- und Durchschlafstörungen zu. In Spezialambulanzen und Laboren der Schlafmedizin werden unter standardisierten Kriterien der Schlafablauf und schlafkorrelierte physiologische Parameter (z. B. Atmungsfunktion, Herzaktivität) (Penzel et al. 1993) aufgezeichnet oder der klinische Befund mittels strukturierter Diagnoseverfahren (z. B. strukturiertes Interview) diagnostischen Gruppen zugeordnet (Schramm et al. 1993). Eine amerikanische Studie konnte zeigen, daß ambulante Primärdiagnosen chronischer Ein- und Durchschlafstörungen durch polysomnographische Befunde in 49% der Fälle substantiell modifiziert wurden (Jacobs et al. 1988). Schlafpolygraphien dienen auch zur Objektivierung der Schlafstruktur. Sie erfassen die Schlafdauer, die Schlaftiefe, die Struktur des Schlafablaufs oder etwa die Häufigkeit von Aufwachstörungen. Dies ist beispielsweise dann von Bedeutung, wenn der Arzt Zweifel an der Schilderung des Patienten über „vollständig durchwachte Nächte" hat. Chronisch Schlafgestörte und ältere Patienten unterschätzen im allgemeinen ihre Schlaffähigkeit und überbewerten ihre Schlafstörungen (Miles u. Dement 1980; Steinberg et al. 1984; Carskadon et al. 1976). Subjektiv schlechte Schläfer sind in ihrer Einschätzung ungenauer als Patienten mit dem Gefühl einer leichten Schlafstörung (Rodenbeck et al. 1993). Die Skepsis behandelnder Ärzte gegenüber Aussagen wie: „Ich habe die ganze Nacht kein Auge zugetan" ist daher begründet.

Es stellt sich die Frage, welche klinische Relevanz Angaben des Patienten zu seinem subjektiven Erleben des Schlafs haben. Problematisch in der Interpretation sind vor allem Angaben zu quantifizierten Parametern des Schlafablaufs, wie z. B. der Dauer der echten Schlafzeit oder der Häufigkeit nächtlichen Erwachens (Rodenbeck et al. 1993).

Einige der subjektiven Schlafparameter, wie z. b. die Schlafperiode (Dauer vom ersten Einschlafen bis zum morgendlichen Aufstehen), können von Patienten mit Ein- oder Durchschlafstörungen zwar relativ präzise eingeschätzt werden. Die Schlafperioden Schlafgestörter sind im Mittel allerdings länger als bei Schlafgesunden und daher kein geeigneter Parameter, anhand dessen eine Indikation zur Schlafmitteltherapie gestellt werden könnte. Schlafpolygraphisch unterscheiden sich Schlafgestörte von Schlafgesunden vor allem durch die hohe Anzahl nächtlicher Aufwachvorgänge. So relevant diese Aufwachvorgänge daher für die Beurteilung des Schlafablaufs sind, so wenig führt die Frage des Arztes nach ihrer Häufigkeit zu einer besseren Einschätzung der Schlafstörung. Kurze Aufwachvorgänge, allerdings auch kurze Schlafperioden von wenigen Sekunden bis Minuten werden vom Schlafenden nur selten als Einzelereignis wahrgenommen. Serien kurzer Aufwachvorgänge mit dazwischenliegenden Schlafperioden oder ein wiederholtes kurzes Einnicken in der Einschlafzeit erleben Schlafgestörte daher häufig als durchgehende Wachzeit oder massive Verschlechterung der Schlafqualität. Der Schlafmediziner kann anhand schlafpolygraphischer Untersuchungen auch sekundenkurze Aufwachvorgänge analysieren und als Therapiegrundlage verwerten (Staedt et al. 1993). Vom Patienten selbst quantifizierte Angaben zum Schlaf können allerdings nur eine grobe Richtlinie für die Therapieentscheidung darstellen.

Es hat sich gezeigt, daß gezielten Fragen nach der Tagesbefindlichkeit, dem Leistungsvermögen und der sozialen Kompetenz ein besonderer Stellenwert bei der Beurteilung des Schweregrades einer Schlafstörung zukommt. Adynamie und

Erschöpfung, Konzentrationsbeschwerden oder eine Stimmungsverschlechterung, Reizbarkeit, ein sozialer Rückzug oder eine krankheitsbedingte Umstrukturierung der Lebensgestaltung kennzeichnen bei täglichem Auftreten eine schwere Schlafstörung.

Es ist bei aller Kritik an der Selbsteinschätzung des Schlafes durch den Patienten zu berücksichtigen, daß das Gefühl eines gestörten Schlafes, ähnlich wie das des Schmerzes, ein subjektives Phänomen ist, welches vorwiegend auf den Erfahrungen des Betroffenen basiert. Dem praktischen Arzt erwächst aus dem Gesagten die Kenntnis, auch unwahrscheinlich klingende Beschwerden der Patienten nicht prinzipiell in Frage zu stellen und ein medikamentöses Therapiekonzept am Leidensdruck des Patienten zu orientieren. Es hat sich dabei als hilfreich erwiesen, schwer Schlafgestörte nicht mit dem Ziel einer vollständigen Normalisierung, sondern nur einer Verbesserung ihres Schlafes zu behandeln, während leicht Schlafgestörte mit einer verhaltenstherapeutisch vermittelten Umbewertung ihrer Schlafsituation häufig ausreichend behandelt sind.

Indikation zur Polysomnographie

Der Hausarzt hat die Möglichkeit, seine Patienten in eines der über 50 deutschen Schlaflabore zu überweisen. Bei Prävalenzraten schwerer Schlafstörungen von ca. 10% in der Bevölkerung stehen dem Angebot an spezialisierten Kliniken in Gesamtdeutschland allerdings über 7 Millionen Schlafgestörte gegenüber. Dies erfordert eine gezielte Indikationsstellung für die Zuweisung in ein Schlaflabor. Patienten, bei denen weniger das Ein- und Durchschlafen Probleme bereitet, sondern überwiegend Tagesschläfrigkeit mit wiederholtem Einschlafen am Tage beklagt wird, sollten dringend schlafpolygraphisch untersucht werden, um ein Schlaf-Apnoe-Syndrom auszuschließen. Schwere und chronische, zumindestens über Monate bestehende Ein- und Durchschlafstörungen und therapieresistente Schlafprobleme mit einem negativen Behandlungserfolg über mehr als ein halbes Jahr sind eine Indikation zur schlafpolygraphischen Überprüfung der existierenden Therapie. Besteht der Verdacht auf organisch bedingte Ein- und Durchschlafstörungen (z. B. nächtliche Angina pectoris, Schlaf-Apnoe, ruhelose Beine, Herzrhythmusstörungen) oder eine Schlafstörung im Zusammenhang mit Spezialsymptomen (z. B. Schlafwandeln, Alpträumen, Einnässen) muß eine schlafpolygraphische Untersuchung vor einer medikamentösen Behandlung durchgeführt werden, um den Weg für kausale Therapieformen zu weisen.

Voraussetzung und Indikation zur Behandlung mit Schlafmitteln

Im Prinzip findet sich eine Indikation für Schlafmittel bei fast allen Ein- und Durchschlafstörungen (cave: Ausnahme Schlaf-Apnoe-Syndrom). Gerade dies hat den Mißbrauch dieser Präparate in der Vergangenheit begünstigt. Die Medikamentenverschreibung muß daher im Rahmen eines Gesamtbehandlungskonzeptes erfolgen, wo die Schlafmitteltherapie einer ursachenorientierten (bei körperlicher oder psychiatrischer Erkrankung) oder nichtmedikamentösen Therapie (bei chronifizierter „primärer" Insomnie) beigeordnet wird. Dies schließt ein Vertrauensverhältnis zwischen Arzt und Patient ein, welches die Regulation der Tabletteneinnahme, vor allem aber ein Absetzen nach einer zeitlich begrenzten Einnahmeperiode, sicherstellt (Hajak et al. 1992a, 1993; Hajak u. Rüther 1993a). Der Abschluß des diagnostischen Prozesses und der Ausschluß von Risikopatienten (z. B. Suchtpatienten oder Patienten mit Gefahr der Medikamenteninteraktion) sind die Grundvoraussetzungen für den Behandlungsbeginn mit Schlafmitteln.

Ein Einsatz von Schlafmitteln kann bei akuten, reaktiven oder situativen Schlafstörungen (z. B. vor und nach Operationen, Verlust eines Angehörigen) gerechtfertigt sein. Dies dient der sofortigen Entlastung des Patienten. Diese Indikationsstellung impliziert, daß die Schlafstörung als nur kurzzeitig vorhanden und vorübergehend eingeschätzt wird.

Weiterhin können Schlafmittel die Einleitung einer Insomniebehandlung bei organischen und psychischen Grunderkrankungen unterstützen. Als Zusatzmedikament reduzieren Hypnotika den akuten Leidensdruck und werden ausgeschlichen, wenn die ursachenorientierte Therapie greift.

Bei chronischen, nichtbehandelten Ein- und Durchschlafstörungen kann der Circulus vitiosus durchbrochen werden, der aus Angst vor dem Nichteinschlafenkönnen eine erhöhte Erregungsbereitschaft und damit wieder Schlaflosigkeit erzeugt. Nichtpharmakologische Verfahren wurden von Patienten mit dieser Störung meist ohne Erfolg angewendet. Neuen therapeutischen Empfehlungen des Arztes gegenüber zeigen sie deshalb eine überkritische Haltung. Der Pharmakoeffekt kann den erneuten Einsatz nichtpharmakologischer Therapiemaßnahmen erleichtern. Die Indikation muß bei diesen Patienten kritisch gestellt werden. Ein erfolgreicher Einsatz eines Pharmakons kann in eine Abhängigkeit führen, da die Patienten verständlicherweise ungern darauf verzichten wollen. Der Arzt muß eingehend über die Gefahren dieses Therapiekonzeptes aufklären und den Patienten im Therapieverlauf kontrollieren. Kontraindiziert ist der Schlafmittelgebrauch bei chronisch Schlafgestörten, die einen anfänglich erfolgreichen medikamentösen Therapieversuch zum Rückzug vor anderen Therapieverfahren nützen.

Bei chronischen, vorbehandelten Insomnien ist eine Pharmakotherpaie zumindest zum Ausschleichen der vorhandenen, aber wirkungslosen Schlafmittel erforderlich. Eine Medikamentenumstellung und Weiterbehandlung mit Schlafmitteln darf nur mit besonderer Vorsicht erfolgen.

Aktuelles Medikamentenspektrum

Etablierte Hypnotika und neue Schlafmittel, z. B. aus der Gruppe der Nichtbenzodiazepine, zeigen sich in ihrer schlafanstoßenden Wirkung ebenbürtig (Hajak u. Rüther 1993b; Rüther et al. 1992). Moderne Hypnotika mit kurzer bis mittellanger Wirkdauer zeichnen sich dadurch aus, daß sie nicht nur auf die Verbesserung der Schlafqualität, sondern auch der Tagesbefindlichkeit ausgerichtet sind. Daran wird ein Umdenken in den Konzepten der Pharmakotherapie von Schlafgestörten deutlich. Die Wiederherstellung eines Gefühls der Frische und des Ausgeruhtseins am Morgen und die Verbesserung der Leistungsfähigkeit am Tage werden als ein wesentliches Therapieziel einer abendlichen Hypnotikagabe verstanden. In Vergleichsstudien mit der Behandlung von Insomniepatienten mit verschiedenen Schlafmitteln fällt allerdings immer wieder eine außergewöhnliche hohe Plazeboresponse auf (Rüther et al. 1992). Dies macht erneut deutlich, daß gerade Insomniepatienten von nichtmedikamentösen Therapieansätzen profitieren und deshalb nie eingleisig medikamentös behandelt werden sollten.

Erstaunlicherweise wurde die sedierende Potenz trizyklischer Antidepressiva über viele Jahre bei Schlafgestörten genutzt, ohne wissenschaftliche Beachtung zu finden. Neue Untersuchungen des Autors konnten für Doxepin einen schlafverbessernden Effekt bei Patienten mit einer chronisch primären Insomnie nachweisen. Die bei diesen Patienten erniedrigten Plasmaspiegel des hell-dunkel-getriggerten Pinealis-Hormons Melatonin normalisierten sich unter der Therapie. Diese Veränderungen des als ein Indikator der Biorhythmik bekannten Hormons unter Doxepin lassen erkennen, daß auch länger auf dem Markt befindliche Präparate eine nicht bekannte Wirkpotenz für Phänomene der Schlaf-Wach-Rhythmik haben. Da bisher keine Berichte über eine Suchtentwicklung durch trizyklische Antidepressiva vorliegen, stellen sie unter Umständen eine Alternative für die Behandlung von Schlafstörungen dar.

Literatur

American Psychiatric Association (APA) (1987) Diagnostisches und statistisches Manual psychischer Störungen (DSM-III-R). Deutsche Bearbeitung und Einführung von Wittchen H-U, Saß H, Zaudig M, Köhler H. Beltz, Weinheim

Carskadon MA; Dement WC, Mitler MM, Guilleminault C, Zarcone VP, Speigel R (1976) Selfreports versus sleep laboratory findings in 122 drug-free subjects with complaints of chronic insomnia. Am J Psychiatry 133:1382-1388

Coleman RM (1983) Diagnosis, treatment, and follow-up of about 8,000 sleep/wake disorders patients. In: Guilleminault C, Lugaresi E (eds) Sleep/wake disorders. Raven, New York, pp 87-98

Hajak G, Bandelow B (1993) Angst und Schlafstörungen. In: Rüther E, Engfer A, Hajak G (Hrsg) Prinzipien und Praxis der Schlafmedizin. MMW, München, S 27-57 (im Druck)

Hajak G, Rüther E (1991) Chronische Insomnien. In: Steinberg R (Hrsg) Schlaf. Tilia, Klingenmünster, S 60-64

Hajak G, Rüther E (1992) Schlafstörungen – ein dringliches Gesundheitsproblem. In: Schulz H, Engfer E (Hrsg) Schlafmedizin heute – Diagnostische und therapeutische Empfehlungen. MMV, München, S 14-34

Hajak G, Rüther E (1993a) Therapie von Ein- und Durchschlafstörungen. In: Möller HJ (Hrsg) Therapie psychiatrischer Erkrankungen. Enke (im Druck)

Hajak G, Rüther E (1993b) Zolpidem. In: Riederer P, Laux G, Pöldinger W (Hrsg) Neuropsychopharmaka, Bd 2, Tranquillizer und Hypnotika. Springer, Berlin Heidelberg New York Tokyo (im Druck)

Hajak G, Rüther E, Hauri PJ (1992a) Insomnie. In: Berger M (Hrsg) Handbuch des normalen und gestörten Schlafs. Springer, Berlin Heidelberg New York Tokyo, S 67-119

Hajak G, Rodenbeck A, Rüther E (1992b) Insomnien im Alter. In: Schütz RM (Hrsg) Praktische Geriatrie 12. Sedelky, Heiligenhafen, S 97-123

Hajak G, Rüther E, Rodenbeck A, Pudel V (1992c) Chronic insomnia in the elderly. In: Racagni G, Brunello N, Fukuda T (eds) Biological psychiatry, vol. 1. Elsvier, Amsterdam, pp 845-848

Hajak G, Herrendorf G, Rüther E (1993) Therapie der Insomnie. In: Hecht K, Engfer A, Peter JM, Poppei M (Hrsg) Schlaf, Gesundheit, Leistungsfähigkeit. Springer, Berlin Heidelberg New York Tokyo, S 123-175

Jacobs EA, Reynolds III CF, Kupfer DJ, Lovin BA, Ehrenpreis AB (1988) The Role of polysomnography in the differential diagnosis of chronic insomnia. Am J Psychiatry 154:346-349

Miles LE, Dement WC (1980) Objektive sleep parameters in elderly men and women. Sleep 3 (2):131-151

Nedopil N, Rüther E (1984) Medikamentöse Therapie von Schlafstörungen. Münch Med Wochenschr 126:290-291

Penzel T, Cassel W, Hajak G, Hoffmann RM, Lund R, Pollmächer T, Schäfer T, Schneider H, Schulz H, Sonnenschein W, Spieweg I (1993) Empfehlungen zur Durchführung und Auswertung polygraphischer Ableitungen im diagnostischen Schlaflabor. EEG-EMG (im Druck)

Rodenbeck A, Hajak G, Staedt J, Herrendorf G, Lammers S, Böhm M, Rüther E (1993) Subjektive versus objektive Schlafqualität bei Patienten mit einer chronischen psychophysiologischen Insomnie. In: Rüther E, Meier-Ewert K (Hrsg) Schlafmedizin. Fischer, Stuttgart (im Druck)

Rüther E, Hajak G (1991) Depression with sleep disturbances. In: Freeman HL (ed) The uses of fluoxetine in clinical practice. Royal Society of Medicines Services, London, pp 27–34

Rüther E, Clarenbach P, Hajak G, Fischer W, Haase W (1992) Zopiclon bei Patienten mit Schlafstörungen. Münch Med Wochenschr 134:753–757

Schramm E, Hohagen F, Grasshoff U, Riemann D, Hajak G, Weess HG, Berger M (1993) Testretest variability and validity of a structured interview for sleep disorder according to DSM-III-R (SIS-D). Am J Psychiatry (in press)

Staedt J, Windt H, Hajak G, Rodenbeck A, Herrendorf G, Bianco R, Müller-Struck A, Schoor H, Ensink FMB, Hildebrand J, Rüther E (1993) Schlaf und schmerzinduzierte Effekte in schlafpolygraphischer Messung und deren Beeinflußbarkeit durch intensives krankengymnastisches Aufbautraining. In: Rüther E, Meier-Ewert K (Hrsg) Schlafmedizin. Fischer, Stuttgart (im Druck)

Steinberg R, Einhäupl K, Hippius H, Hoff P, Nedopil N, von Oefele K, Rüther E (1984) Chronische Hyposomnien in der Schlafambulanz. Nervenarzt 55 (9):471–476

Diskussion zu den Beiträgen von F. Hohagen und G. Hajak

Dilling: Ersten, wie ist es mit den Phytotherapeutika? Da würde ich gerne Hinweise bekommen. Zweitens zu den niederpotenten Neuroleptika. Wie steht es mit dem Clozapin als Schlafmittel? Ist das eigentlich gefährlich in der niedrigen Dosierung, in der man es gibt? Wir haben immer eine 25 mg Tablette halbiert, die halbe Tablette noch einmal halbiert usw., so daß man dann schließlich bei 2–5 mg lag.

Hajak: Ich habe für einen Buchartikel einmal die Weltliteratur zu Studien über Phytotherapeutika gesichtet. Da muß man ganz klar sagen, es gibt sogar sehr neue Studien mit Powerspektrum-Analysen hinsichtlich der schlafverbessernden Wirkung von Phytotherapeutika. Da läßt sich eine Wirkung beobachten, auch doppelblind und mit Powerspektren nachgewiesen. Ich denke, sie haben weiterhin ihre Indikation bei leichten Schlafstörungen. Es gibt hier allerdings überhaupt keine Untersuchungen zur Adaptation. Da gibt es nur Hypothesen. Daraus wird ersichtlich, daß man solchen Präparaten gegenüber nicht ablehnend gegenüberstehen muß.

Hohagen: Herr Riemann hat eine Schlaf-EEG-kontrollierte Studie zu einem Baldrian-Präparat gemacht. Das war eine Kombination, Baldrian und Melisse, ein pflanzliches Präparat. Er hat tatsächlich eine signifikante Verbesserung im objektiven Schlaf-EEG bei Gesunden gesehen. Es scheint doch nicht nur ein Plazeboeffekt zu sein. Darüber kann man sicher streiten, weil die Plazebo-Responder-Rate bei Insomniepatienten so groß ist. Was jetzt das Clozapin betrifft, denke ich, daß es bei Insomnien als Hypnotikum in kontrollierten Studien nicht angewandt wurde. Aber es gibt nicht nur Insomnien, sondern es gibt auch alle möglichen anderen Schlafstörungen.

Rüther: Wir haben auch keine guten Studien, aber ich habe Kasuistiken gesammelt. Meine Patienten wurden, soweit ich mich erinnere, länger als ein Jahr kontrolliert. Es waren 48 schwerst schlafgestörte Patienten, mit denen wir Schwierigkeiten hatten, da sie alle diese Präparate nicht vertrugen bzw. bei Antidepressiva auch in höherer Dosierung keine Besserung zeigten.

Ich betreue jetzt noch von der damaligen Zeit einige Patienten, diese erhalten 12,5 mg Clozapin. Sie kommen sehr gut damit aus und schlafen. Aber ich habe schon damals immer wieder versucht, die Substanz abzusetzen, da ich nicht langfristig Clozapin geben wollte. Clozapin ist noch schwieriger als Lorazepam abzusetzen. Das heißt, wenn die Patienten –

deswegen ist der Schritt dahin so schwierig – einmal damit behandelt wurden, muß man damit rechnen, daß man Clozapin weiter geben muß.

Schmauss: Ich wollte zwei Fragen stellen. Die Plazebo-Response-Rate in der von Ihnen dargestellten Studie ist erstaunlich hoch – sei es, was die Verbesserung der Schlafqualität, aber auch die der Befindlichkeit am Tage betrifft. Daraus erhebt sich für mich die Frage, ob es sinnvoll ist, Patienten mit einer aktiven Substanz zu behandeln, wenn die Plazeboresponse bereits 80% beträgt. Das hätte meiner Meinung nach große Implikationen auf das Verschreibungsverhalten bei Schlafmitteln überhaupt.

Hajak: Unsere hohe Plazebo-Response-Rate ist meiner Ansicht nach ganz erheblich auf die Art der Definition von Response zurückzuführen, d. h., wir haben den Level der Response relativ niedrig gesetzt, d. h. also, daß eine Verbesserung sehr schnell erreicht werden konnte. Die Verbesserung der Einschlafzeit war nur 15 Minuten. Ich denke, wenn wir die Einzeldaten – wie wir es gerade machen – hinsichtlich schwer Schlafgestörter analysieren – wir haben bisher nur Vordaten –, dann sieht das ganz anders aus. Also wenn man eine Subpopulation von Schwerkranken herausnimmt, sind bei denen die Unterschiede zwischen Verum und Plazebo dramatisch. Die hohe Plazeboresponse gilt nur für alle Schlafgestörten, eben die 1500 unserer Studie, die zu Allgemeinpraktikern kommen. Ich denke, bevor man ganz generelle Aussagen zu solchen Studien machen kann, muß man sich die Subpopulationen noch einmal anschauen und daraus folgern, daß bei leicht Schlafgestörten vielleicht eher leichte, plazeboartige Mittel und bei schwer Schlafgestörten vielleicht eben doch Verum-Präparate einzusetzen sind.

Aber so weit sind wir im Moment noch nicht.

Rüther: Viel wichtiger ist, daß bei der gemeinsamen Beurteilung, d. h. tagsüber gut und nachtsüber gut, die Prozentzahl bei 35 liegt, d. h., wir können 60% der Patienten mit dieser Methode nicht behandeln. Das finde ich viel schlimmer. Deswegen müssen wir völlig neue Untersuchungsverfahren und neue Therapieverfahren entwickeln, um diesen Patienten überhaupt zu helfen.

Kurella: Ich wollte noch etwas zum Altersschlaf sagen. Verallgemeinert kann man sagen, daß das objektive Schlafbedürfnis mit dem höheren Alter abnimmt. Das subjektive Bedürfnis nach Schlaf nimmt jedoch oftmals zu. Das bedeutet, daß die Diskrepanz zwischen der Bettzeit und der eigentlichen Fähigkeit zu schlafen zunimmt. Andererseits haben wir beobachtet, daß im hohen Alter sowohl die Fähigkeit, lange wach zu bleiben als auch die Fähigkeit, lange im Block zu schlafen, gestört sind. Damit ändert sich der Schlaf-Wach-Rhythmus und wird wieder dem polyphasischen Schlaf ähnlich, so wie wir ihn bei Kleinstkindern beobachten. Im Alter ändert sich also das Schlafverhalten, es entspricht nicht mehr dem von uns im Laufe des Lebens gewohnten. Wenn man die Patienten lehrt, mit diesem Schlaf gut auszukommen und z. B. die nächtlichen Wachphasen, vielleicht das wohlige Liegen im warmen Bett, auch als angenehm zu empfinden, dann hilft man dem Patienten viel weiter.

Ferner möchte ich noch etwas zu Medikationshinweisen für niedergelassene Ärzte sagen. Es kommen oft Patienten, die die Schlafmedikamente nach Bedarf einnehmen. Ich finde dieses Einnehmen nach Bedarf eigentlich sehr richtig, weil man damit von der täglichen regelmäßigen Einnahme wegkommt. Auch gesunde

Menschen schlafen nicht jede Nacht gut. Wir alle leben damit, daß wir ab und zu schlecht schlafen. Nach Bedarf wird aber so verstanden, daß der Patient zuerst versuchen soll, selbst einzuschlafen, und erst, wenn er mehrere Stunden nicht einschlafen kann, dann darf er die Tablette nehmen. Damit erlebt der Patient immer wieder die Kopplung zwischen dem im-Bett-liegen und nicht-Schlafen-können, ärgert sich dabei oder hat andere negative Affekte und verstärkt damit die Schlafstörung. Die Tablette wird dann zu einer Zeit eingenommen, wo sie dann in den Tag hinein wirken muß. Somit wird auch der Tageszustand u. U. verschlechtert, und wir sind ja vornehmlich Tag interessiert. Wir wollen nicht nur den Schlaf verbessern. Wir schlafen vornehmlich, um am Tag wieder munter und leistungsfähig zu sein.

Hippius: Bei Patienten, die mit Schlafstörungen kommen, ist das erste Gespräch, das ich mit ihnen führe, über die Schlaflänge und den Schlaf vor Mitternacht usw. Berichten nun die Patienten, daß sie sich tagsüber leistungsfähig fühlen, versuche ich, daß sie akzeptieren, nachts auch häufiger aufzuwachen. Ich glaube, man muß mit schlafgestörten Patienten doch sehr viel über Basiswissen reden, z. B. daß die REM-Schlaf-Phasen eben doch zum Erwachen in den frühen Morgenstunden führen. Wenn man einmal wach ist, soll man liegenbleiben, um wieder einzuschlafen. Wir schlafen eben dafür, daß wir uns am Tag gut fühlen.

Hohagen: Es ist wichtig zu wissen, daß ältere Menschen wieder zu einem polyphasischen Schlafmuster mit Schlafzeiten tagsüber kommen, einfach, weil die externen Zeitgeber wegfallen wie Berufstätigkeit, oder einfach, weil auch der Schlaf-Wach-Rhythmus labiler wird und dadurch auch anfälliger. Deswegen ist natürlich die Frage entscheident: Wann gehen die Patienten ins Bett? Wenn ein Patient um 8 Uhr ins Bett geht und um 3 Uhr aufwacht, handelt es sich nicht um eine Insomnie. Hier wäre eine Umstrukturierung der Schlaf-Wach-Zeiten wichtig. Auf der anderen Seite haben wir in unseren Daten auch gefunden, daß ältere Menschen völlig unrealistische Erwartungen an den Schlaf haben. Wir haben bei unseren älteren Patienten die Zusatzfrage gestellt: Wie lange möchten Sie schlafen? Da war meist der Wunsch, 8–10 Stunden zu schlafen. Das ist natürlich völlig unrealistisch. Es hängt vielleicht damit zusammen, daß relativ viele alte Menschen keine Tagesstruktur oder keinen Beschäftigungsinhalt mehr haben und deswegen der Wunsch nach Schlaf so stark ist. Oder sie haben tatsächlich eine verstärkte Müdigkeit, weil sie Schlafen und Wachen nicht mehr so streng trennen können, weil die Systeme labiler werden und sie insofern wirklich immer ein bißchen unter Müdigkeit zu leiden haben.

Kinze: Ich möchte noch ergänzend etwas zu den Schlafstörungen im Kindesalter sagen. Die sind im stationären Bereich kein Problem, im ambulanten sehr wohl. Vorwiegend werden sie sicher von den pädiatrischen Kollegen abgefangen, die ja bei uns noch als Fachärzte für Kinderheilkunde relativ weit verbreitet sind, zum Teil auch durch die Allgemeinärzte. Hier erleben wir, daß vorwiegend Barbiturate in niedrigen Dosen eingesetzt werden in dem bei uns noch verfügbaren Phenobarbital. Worüber wir uns nicht sehr freuen. Wir würden immer wieder darauf hinweisen, daß das individuelle Schlafbedürfnis eines Kindes relativ veriabel ist. Man rechnet mit plus minus 2 h innerhalb von 24 h. Das ist eine ganze Menge. Insofern ist es also sinnvoll, erstens ein Schlaftagebuch von den Eltern führen zu lassen, um herauszufinden, wann die Kinder schlafen und unter welchen Bedingungen die Kinder schlafen. Dann kommt dieser Gedanke der Konditionierung des Einschlafens an bestimmte Riten hinzu, die einfach gemacht werden müssen. Hier kann man den Konditionierungsprozeß sicher sehr unterstützen, wenn man doch Medikamente gibt. Promethazin, als Tropfen, hat sich bewährt. Wir dosieren zum Teil anfangs relativ hoch, bis 25 mg, auch bei relativ jungen Kindern. Dies hat den Vorteil, daß man dann die Tropfenzahl mit den Eltern vereinbart und reduziert, ohne daß es das Kind weiß. Es bekommt dann seinen Schlaftrunk, eben einen angenehm schmeckenden Saft, in den man das Mittel gibt. Der Schlaftrunk enthält dann entweder gar kein Medikament oder kaum etwas. Hier kann man relativ gut variieren und damit über Konditionierungsvorgänge die Schlafstörung eigentlich ganz gut in den Griff bekommen ohne daß man zu den Barbituraten greifen muß.

Dilling: Wie steht es denn mit Schlafentzug oder partiellem Schlafentzug?

Hajak: Das ist eine gut beschriebene Methode, auch sehr gut in Verbindung mit verschiedenen Verhaltenstherapien. Das nennt sich Schlafrestriktionstherapie. Das ist eine Methode, die eigentlich nur bei sehr schweren therapieresistenten Schlafstörungen angewendet wird. Das liegt einfach daran, daß die Compliance für solche Methoden sehr schlecht ist. Im Prinzip ist es so, man läßt den Patienten schätzen, wieviel er zu schlafen meint. Das ist das Maximum der Zeit oder manchmal noch etwas weniger, die man ihm erlaubt, im Bett zu bleiben. Diese Zeit verlängert man dann sukzessive. Das geht meistens nur stationär und auch da relativ schlecht. Die Erfahrungen bei uns in Göttingen sind so, daß wir dieses Therapieprinzip nicht besonders gerne anwenden.

Holsboer: Wir haben bei Patienten Schlafentzug zu Trimipramin kombiniert und gesehen, daß die Patienten, die zusätzlich einen seriellen Schlafentzug hatten, noch schneller besser schliefen als die, die nur Trimipramin hatten, obwohl Trimipramin schon einmal sehr gut hilft. Die Schlafverbesserung trat früher ein.

Kurella: Ich habe dazu eine Frage. Bei den depressiven Patienten ist ja eines der Symptome der Schlafstörung das zu frühe Erwachen. Haben Sie eigene Erfahrungen oder wissen Sie aus der Literatur, ob man versucht hat, dieses frühe Erwachen als partiellen Schlafentzug zu nützen? Daß man dem Patienten sagt: Wenn Sie zu früh erwachen, das sind oftmals sehr quälende Stunden für Sie, dann bleiben Sie nicht liegen, sondern stehen Sie auf und Sie machen etwas angenehmes, sinnvolles. Wurde so etwas schon ausprobiert?

Holsboer: Der partielle Schlafentzug wird ja so durchgeführt. Die Patienten müssen morgens um 2 Uhr aufstehen.

Hippius: Noch einmal zu den Benzodiazepinen. Wir haben über die Benzodiazepine gesprochen und wie häufig die genommen werden usw. Aber es ist sicher eine Aufgabe, daß man doch einmal differenziert. Erstens – wie kann man differenzieren zwischen den Patienten, bei denen man nicht absetzen kann bzw. eher nicht will, da diese Patienten jahrelang mit der gleichen Dosis ausgekommen sind und sie diese auch benötigen, um ihre Schlafstörungen zu kompensieren. Zweitens – wie kann man diese Patienten herausfinden, die zu Dosissteigerungen neigen und die die Medikamente unkontrolliert nehmen, so daß man sagen muß, hier sind sie kontraindiziert. Zur Bedarfsmedikation meine ich, daß man anders vorgehen kann. Ich habe eine ganze Reihe von Patienten, wo ich schon froh bin, wenn die ihr Medikament nicht jeden Tag nehmen. Diesen Patienten gestatte ich ihren Bedarf. Nach einer schlecht durchschlafenen Nacht dürfen sie es am nächsten Tag sofort nehmen, damit sie dann gut schlafen. Wenn man da einen Kalender führen läßt, gelingt es bei einzelnen Patienten, daß sie anfangs dann jeden zweiten Tag, manchmal nur noch einmal die Woche das Medikament nehmen. Dann stellt man fest, daß die Einnahme unter Umständen irgendwie an Wochenenden oder Vorgaben gebunden ist. Man kann, glaube ich, auch die Bedarfsmedikation modifizieren und besondere Methoden der Bedarfsmedikationsfreigabe etablieren.

Hajak: Zur erfolgreichen Dauermedikation muß man sagen, daß wir eigentlich gar nicht wissen, was mit diesen Patienten in dem Moment los ist. Ist es so, daß sie weiterhin eine Schlafstörung haben, die mit diesem Medikament erfolgreich eingestellt ist, oder hatten sie einmal eine, die sich jetzt normalisiert hat, und sind sie in eine Low-dose-Anhängigkeit geraten? All das wissen wir nicht. Eigentlich können wir momentan noch gar nicht sagen, wie wir damit umgehen sollen. Zum zweiten Punkt der Bedarfsmedikation, ein Begriff, der mir eigentlich überhaupt nicht gefällt. Wir wollen das lieber kontrollierte Intervalltherapie genannt haben, denn da ist ein ganz wesentlicher Unterschied. Auch das von Ihnen vorgeschlagene Konzept unterstützt ja einen Mechanismus, den wir gar nicht gerne haben wollen. Dem Patienten geht es im Moment schlecht, und dann greift er zur Tablette. Das ist ja genau das, was nach unserer Auffassung nicht forciert werden sollte. Um zu beschreiben, wie es in Göttingen abläuft: Da ist es so, daß wir beispielsweise am Sonntag den Patienten seinen Medikamentenplan für die Woche aufstellen lassen. Das darf er selber. Er darf zwei kritische Tage der Woche als mögliche Medikamententage definieren. Das sind meistens die Tage, an denen er irgend etwas zu erwarten hat, also eine Prüfung, eine anstrengende Autofahrt usw. Das sind potentielle Medikamententage, und nur an den Abenden vor diesen Tagen darf er sein Medikament nehmen. Der Patient hat also die Möglichkeit – und das ist eine beruhigende Sicherheit –, mindestens 2 Nächte in der Woche gut zu schlafen. Bei manchen Patienten erlauben wir sogar 3 Medikamentennächte. Wir verhindern damit den Reflex: Mir geht es schlecht, ich greife zur Tablette. Denn das ist etwas, was meiner Ansicht nach gerade im verhaltenstherapeutischen Sinne schädlich ist. Was vielleicht unter dem Strich herauskommt, ist das gleiche, was Sie machen. Wir kommen mit diesem Therapieprinzip bei Patienten, die lange Zeit auch chronisch Benzodiazepine eingenommen haben, über einen Zwischenschritt des Entzuges hin zu einer sehr viel geringeren Medikamenteneinnahme. Wir überwachen solche Patienten in Göttingen erfolgreich langfristig über ein, zwei, drei Jahre. Bedingung ist – und das muß man ganz klar sagen –, den Patienten am Anfang nicht alle 4 Wochen zu sehen, sondern wöchentlich und sukzessive die Kontakte lockerer zu machen, so daß im Prinzip die Patienten über ein halbes Jahr bei uns im Schnitt 14–16 Kontakte haben müssen, bevor sie mit so einer Therapie ganz alleine weiterarbeiten.

Kurella: Ich bin nicht gegen den Begriff der Bedarfsmedikation, sondern eher für eine neue Definition des Begriffs. Wir machen das auch ähnlich, wie Herr Hajak das gesagt hat. Unsere Patienten dürfen das Präparat 2- bis maximal 3mal in der Woche einnehmen und sie müssen den Bedarf am Tag bzw. Abend zuvor präventiv einschätzen. Also wenn dann am Tag etwas passiert ist, das den Patienten so mitgenommen hat, daß er sicher ist, nicht schlafen zu können oder am nächsten Tag etwas ansteht, so daß der Patient meint, sich keine schlechte Nacht leisten zu können, an solchen Abenden nimmt er die Tablette ein. In den anderen Nächten entscheidet er sich für eine Nacht ohne Tablette. Es kann eine gute Nacht werden oder auch eine schlechte, er muß damit leben.

Hohagen: Zur Intervalltherapie hat Herr Hajak, denke ich, schon alles gesagt. Wir selber haben keine praktischen Erfahrungen damit, weil das ein Verfahren ist, das man eigentlich nur mit Benzodiazepinen machen kann. Das kann man mit Antidepressiva nicht machen. Antidepressiva muß man kontinuierlich geben in einer sehr individuellen Dosis, die zwischen 25 und 200 mg liegen kann, weil die Ansprechbarkeit ganz verschieden ist. Ich denke, zur Intervalltherapie eignen sich die Antidepressiva nicht. Es scheint wirklich eine Patientengruppe zu geben, die ohne Dosissteigerung mit einem Hypnotika gut schläft. Die ist aber auch mit dem Schlafmittel zufrieden, d. h., die Patienten nehmen das Schlafmittel und sagen: Ich schlafe damit gut; ich brauche die Dosis nicht zu steigern. Ich denke, mit dieser Gruppe könnte man leben. Aber die Untersuchungsergebnisse unserer Allgemeinarztstudie zeigen, daß es eine Riesengruppe gibt, die nehmen die Medikamente und sind nicht zufrieden damit. Es gibt keine Prädikatoren, wer jetzt zu welcher Gruppe gehört. Ich glaube, darüber wissen wir viel zu wenig. Aber ich bezweifle, daß die Gruppe der Patienten, die Medikamente nehmen muß, so hoch ist wie bei den über 65jährigen, nämlich über die Hälfte aller schwer Schlafgestörten. Ich denke, daß viel zu unkritisch eingenommen und verschrieben wird. Ich möchte aber vielleicht zum Abschluß noch auf eines hinweisen. Wir haben uns über die Medikamente Gedanken gemacht, aber angesichts der reltiv unbefriedigenden klinischen Besserung muß man sich durch die Langzeiteinnahme von Hypnotika auch verstärkt Gedanken über nichtmedikamentöse Behandlungsverfahren machen. Progressive Muskelrelaxation oder verhaltenstherapeutische Gruppentherapien haben sich bei Insomniepatienten bewährt. Frau Padderock in Münster hat gerade eine große Studie abgeschlossen über Verhaltenstherapie bei Insomniepatienten, wo sie sowohl auf der Schlaf-EEG-Ebene als auch auf der subjektiven Ebene eine gute Besserung der Schlafstörung zeigen konnte. Wir haben ähnliche Daten. Ich denke – das ist auch in den Empfehlungen der Konsensuskonferenz noch einmal deutlich herausgekommen –, daß wir auch die nichtmedikamentösen Behandlungsverfahren mehr in unsere therapeutischen Überlegungen mitaufnehmen müssen.

Rüther: Aber solange wir dieses Angebot nicht haben, bleiben uns die Medikamente. Die Benzodiazepine mögen wir nicht gerne einsetzen. Die sedierenden Antidepressiva scheinen zu wirken. Im Unterschied zu Ihnen meine ich, es gibt bei Antidepressiva auch eine Intervalltherapie. Ich mache das auch manchmal, aber nicht, wenn es über 50 mg geht.

Merksätze für die Praxis

MEDIKAMENTÖSE THERAPIE VON SCHLAFSTÖRUNGEN

1. Vor Therapiebeginn müssen die Ursachen von Schlafproblemen geklärt werden: organische Genese im Zusammenhang mit einer Abhängigkeit oder Suchtproblematik bei psychiatrischer Erkrankung. Bei diesen Insomnieformen ist eine kausal orientierte Therapie einer Schlafmittelverschreibung vorzuschalten.

2. 20–30% der Deutschen haben Schlafprobleme. Etwa die Hälte der Betroffenen sind so schwer erkrankt, daß sie behandelt werden sollen. Das Angebot nichtmedikamentöser Therapiekonzepte für nicht organisch Erkrankte ist gering. Die Compliance der Schlafgestörten für psychologisch-psychiatrische Verfahren ist zurückhaltend und der Therapieerfolg von Hypnotika bei Ersteinsatz gut. Dies favorisiert zur Zeit und trotz zahlreicher Nachteile eine Schlafmitteltherapie für die kurzfristige Behandlung von Ein- und Durchschlafstörungen. Voraussetzung ist eine gezielte Indikation und ein verantwortungsvoller Umgang mit Risikopräparaten (cave: Suchtentwicklung).

3. Die Selbsteinschätzung quantitativer Parameter des Schlafes durch die Patienten ist schlecht. Der Leidensdruck des Patienten und die Einschränkung seiner Befindlichkeit und Leistungsfähigkeit am Tage sollte als klinisches Maß für den Schweregrad der Schlafstörung dienen.

4. Das Schlaflabor dient der Objektivierung der Schlafstruktur und der Diagnose organisch bedingter Schlafstörungen (z. B. Schlaf-Apnoe-Syndrom, periodische Bewegungen der Beine im Schlaf, schlafgebundene Angina pectoris). Die gezielte Indikation für die Zuweisung in ein Schlaflabor umfaßt Patienten mit Tagesschläfrigkeit, d. h. unwillkürlicher Einschlafneigung, schweren und chronischen sowie therapieresistenten Ein- und Durchschlafstörungen und Schlafstörungen mit dem Verdacht einer organischen Genese oder im Zusammenhang mit Spezialsymptomen, z. B. Schlafwandeln.

5. Grundlagen einer Hypnotikatherapie sind eine sichere diagnostische Zuordnung der vorliegenden Störung und die Einbindung des Patienten in ein von Vertrauen geprägtes Gesamtbehandlungskonzept mit nichtmedikamentösen und kausal ausgerichteten Therapieanteilen.

6. Bei einer gegebenen Indikation für eine Schlafmitteltherapie kommt dem ärztlich regelmäßig kontrollierten, zeitlich und mengenmäßig limitierten Einsatz des Hypnotikums größte Wichtigkeit zu.

7. Die Wirkpotenz etablierter Hypnotika (Benzodiazepine, Imidazopyridine, Cyclopyrrolone) auf den Schlaf ist als vergleichbar gut anzusehen. Differentialtherapien sind daher eher anhand unterschiedlicher Wirkprofile bezüglich der Tagesbeeinflußung und der Nebenwirkungen durchzuführen. Den nicht aus dem Hypnotikabereich stammenden Sedativa (z. B. Antidepressiva) gebührt zunehmende Aufmerksamkeit, da sie sich durch eine fehlende Suchtentwicklung und eigene Wirkmechanismen von klassischen Hypnotika abgrenzen.

MIX
Papier aus verantwortungsvollen Quellen
Paper from responsible sources
FSC® C105338

If you have any concerns about our products,
you can contact us on
ProductSafety@springernature.com

In case Publisher is established outside the EU,
the EU authorized representative is:
**Springer Nature Customer Service Center GmbH
Europaplatz 3, 69115 Heidelberg, Germany**

Printed by Libri Plureos GmbH
in Hamburg, Germany